北京市ICU专科护士资格认证实施指南

北 京 市 卫 生 局
北 京 护 理 学 会
北京市 ICU 专科护士资格认证委员会　编

中国协和医科大学出版社

图书在版编目（CIP）数据

北京市ICU专科护士资格认证实施指南/北京市卫生局·北京护理学会·北京市ICU专科护士资格认证委员会编．—北京：中国协和医科大学出版社，2005.11

ISBN 7-81072-727-3

Ⅰ．北…　Ⅱ．北…　Ⅲ．险症-监护（医学）-资格考核-教材　Ⅳ．R459.7

中国版本图书馆CIP数据核字（2005）第117373号

北京市ICU专科护士资格认证实施指南

编　　者：北京市卫生局
　　　　　北京护理学会
　　　　　北京市ICU专科护士资格认证委员会
责任编辑：张忠丽　张继林

出版发行：中国协和医科大学出版社
（北京东单三条九号　邮编100730　电话65260378）
网　　址：www.pumcp.com
经　　销：新华书店总店北京发行所
印　　刷：北京竺航印刷厂

开　　本：787×1092毫米　1/16开
印　　张：6
字　　数：130千字
版　　次：2006年4月第一版　　2006年4月第一次印刷
印　　数：1—3000
定　　价：12.00元

ISBN 7-81072-727-3/R·720

编写人员名单

主　　编　王欣然　王丽华　李庆印

副 主 编　刘淑媛　王淑华　应　岚

编写人员（按姓氏笔画为序）

王丽华　王欣然　王淑华　邓　洁

刘　芳　刘淑媛　孙　红　朱　力

毕越英　许春娟　吴晓英　应　岚

张　希　李庆印　李春燕　李桂云

李　群　单秀莲　钱淑清　高　岩

康继红　蔡　虻

内 容 简 介

本书是在北京市ICU专科护士资格认证工作成功经验的基础上而编写的，全文经北京市ICU专科护士资格认证委员会反复修订，涵盖了该项目从项目启动、基地审核、课程设置与培训、临床实践及考核、资格证书的获取与后期质量保障等全过程，对各省市开展专科护士培训与资格认证具有极大的参考价值和指导意义。

序

爱因斯坦曾说："提出一个问题比解决一个问题更重要。"21世纪初是中国全面建设小康社会的关键时期，医疗卫生事业的发展面临前所未有的机遇与挑战，护理专业作为医疗卫生事业的重要组成部分，其发展不仅关系到自身学科体系的建设与完善，也关系到北京市卫生系统健康服务的水平。目前，北京市有5万余名护理人员，他们在各自不同的岗位上为保障首都人民的身体健康与生命安全发挥着重要作用，使护理事业的发展取得了显著成绩。然而，我们也清醒地认识到，目前医疗与护理的发展仍不均衡，护理的专业化发展相对滞后，影响了卫生服务的整体水平。我们清楚地看到这一现状，认识到护理学科发展是卫生事业发展中的大问题，并提出通过发展专业护士以适应医学科学发展的需要，满足人民群众日益提高的卫生服务需求的思路。因此加快培养护理专业人才，建立和完善以岗位需求为导向的护理人才培养模式，培养出一支技术水平高、创新能力强的专业化护理队伍，成为当前十分重要而紧迫的任务。

基于这一目的，北京市卫生局于2002年选定了专科特点鲜明，专业技术与人员素质要求较高的危重病护理专业作为试点，委托北京护理学会承办了北京市ICU专业护士资格认证工作。本着科学严谨的工作态度，北京护理学会在大量调研和循证工作基础上，周密计划，严谨实施，历时三年，共培养了ICU专业护士168名，目前这些同志在临床危重病护理岗位上发挥出重要的作用，取得了显著成绩。

《北京市ICU专业护士资格认证实施指南》是由北京市卫生局、北京护理学会和北京市ICU专业护士资格认证委员会共同组织编写的。该书记载了ICU专业护士资格认证工作的全过程，归纳出ICU专业常用的基本理论与新技术、新方法，总结了实用可行的专业护士培养模式与管理经验，为北京地区专业护士的培养做出有益尝试，反映了目前我国ICU护理学科发展的前沿水平。

此项工作的开展在业内人士中得到广泛认可，取得良好的社会效应。我相信它将会成为护理人员专业培养工作中的一本值得研究、借鉴的参考书。

目 录

第一篇 北京市ICU专科护士资格认证的相关文件

第二篇 ICU专科护士临床教学基地的评审及资质认定

第三篇 ICU专科护士培训

第四篇 ICU专科护士资格考核及资格认证标准

第五篇 ICU护理实践标准（试行）

引言 北京市ICU专科护士资格认证实施过程

早在1997年WHO就指出护理教育水平和护理专科程度的不断提高是当今护理学科发展较为迅速的两个方面，提示在世界范围内，已经较为普遍的开展了专科护士的培养和专科人才使用工作，大量的循证资料也证实了这一点。近年来，我国护理界一直在探讨专科护士在中国的实施与发展途径，护理的专科化是护理科学发展的基本策略已经成为共识。

2002年9月，北京市卫生局委托北京护理学会承办北京地区ICU护士的资格认证工作，在大量调研的基础上，先期成立的筹备委员会于2003年1月出台了《北京市ICU专科护士资格认证项目实施办法》及相关文件，2月正式成立《北京市ICU专科护士资格认证委员会》，具体负责该项目的实施工作。截止到2005年10月，北京地区已经接受ICU专科培训和考核的护士共184人，其中168人通过了该项目的考试，获得《北京市ICU专科护士资格证书》。由于该项目基于科学、严谨的科研设计，使整个实施过程稳步发展，信誉与质量得以保障而获得普遍认可。

一、专科护士基本概念

专科护士指在护理的某一专科领域有较高的理论水平和实践能力，专门从事该专业护理的临床护士。如危重症护理的专科护士必须获得CCRN（critical care registered nurse）证书者方可从事特定的ICU岗位工作。正规护士学校毕业的护士均可申请该专业护士资格考试。专科护士与临床护理专家（CNS）的概念是有明显区别的，后者作为高级执业护士（APN）的分类之一，指在护理的某一专科或专病领域内，具有较高水平的理论知识与实践技能，有丰富的临床经验的高级护理人才。高级护理人才教育的共同特点，是大多建立在硕士学位以上水平，主要作用是为病人提供高水平的专业服务。培养专科人才的主要目的是提高护理质量，缩短病人的平均住院日，以较低的成本获取高质量的医疗护理。各国的临床实践证明，高素质的护理人员在提供高质量和合乎成本效益的护理服务方面发挥了重要作用。

二、方法

1．一般资料

(1) 北京地区ICU护士从业现状调查分析：2002年8月由北京护理学会牵头成立了北京市ICU护士资格认证工作筹备委员会，在广泛收集国内外专科护士相关资料的同时，对北京地区44家二级以上医院的ICU护士的基本现状进行了调查问卷，其中涉及三级医院26所、二级医院18所，调查结果显示：44家医院ICU监护床位总数为1092张，配备ICU护士1512人，护士与病人床位数之比为1.3:1，与发达国家对标准ICU护理人员与病人数配备3～4:1的比例相距甚远，其中86.3%的护士没有接受过任何专科培训。结果表明，虽为ICU，不同等级医院为病人所提供的重症监护护理却千差万别，为此，有必要加强行业管理，对从业人员的资质进行认证，其不仅是护理学科发展与国际水平接轨的必然趋势；更是行业管理和专科护理走向规范化、标准化、制度化的基本方向。

（2）参考资料：筹备委员会从大量书籍、杂志和互联网上收集到来自各个国家的资料，结合我国护理人力资源的特点，几经讨论，认定与我国大背景相似的东南亚地区的资料对我们更有借鉴意义。

2．认证过程

（1）工作启动：北京市ICU专科护士资格认证工作筹备委员会于2002年底在参阅大量国内外资料后撰写了《北京市ICU专科护士资格认证工作实施方案》文件，经北京市卫生局、北京护理学会常务理事会通过后于2003年2月由双方鉴属下发至各级医院。同期下发了《北京市ICU专科护士资格认证委员会委员名单》和聘书。标明北京市ICU专科护士资格认证工作正式启动。委员会成立后，首先核准和完善前期筹备工作资料，重点强化其可操作性。基本确立先期培训对象为已在ICU从业护士。整个培训时间为三个月，其中理论培训一个月、临床实践两个月。学生需要在三个月中完成理论考试、操作考试、临床实习和一篇本专业相关护理综述。

（2）确定培养对象：以正在从事ICU临床护理工作的护士作为首批培训对象，待基本解决现有护士的资格认证问题后，逐步过渡到其他专科申请ICU执业的护士。

（3）教学基地评审：在正式开始培训前，确认专科护士教学基地是首要问题。由于ICU的建制与管理长久以来缺少严格的规范，虽然统称为危重病医疗科，但人员素质、医疗护理学术水平、技术水平、质量控制、运转流程等方面各医院有较大差异，为科学评价危重病护理的教学水平，基地的资格认证成为首要问题。委员会对该专科的基本设置与管理、教学能力、医护人力资源状况、研究方向与特色、临床实践水平等方面参阅国内外危重病医学最近期的文献，制定出全面的评审资料，概括为三大部分评审标准：科室设置与管理标准（硬件、管理文件、学术水平、人员状况）；教学能力（师资力量、教学场地、教学能力）；临床实践水平（医疗护理操作标准、流程与实施）。

首批教学基地申请资格确定为北京市三级甲等医院在ICU学术界有一定影响的综合与专科ICU。采取医院自愿申请，填写申请表和交纳初审资料的形式。资料经委员会首次按照所确定的标准筛选，最后从25所申请医院中，选出14所作为首期评审医院。随后，委员会采取现场评定的方法对教学基地按照所设定的评审标准进行审核，最后确认12所医院的16个ICU为合格基地，北京市卫生局为教学基地进行了挂牌。

（4）理论培训与师资资格：根据初期审核的ICU专科护士培训课程设置，为体现当代ICU学科发展和最先进的护理实践水平，综合国内外资料，设计出全脱产一个月共160学时的课程安排。北京市60多位临床医疗护理专家参与了约72万字的首批ICU专科护士培训教材的编写工作，体现了良好的医护学术合作氛围。

根据国外资料，师资必须是经过培训并获得社会认可的具备教师资格的人，方可从事教学工作，而我国专科临床护理教师的资格认证工作还没有开始。为此，我们将本学科中有一定学术影响的医疗护理专家，确认为首批ICU专科护士培训的师资人员。

为使教学基地真正发挥临床教学作用，要先建立北京市各ICU教学基地的临床带教师资队伍，为此，我们将首期学员招收的重点放在了16个教学基地，对非教学基地的学员限定在从事ICU工作5年以上并具备大专及以上学历的护理人员，目的是培养临床带教老师。待首期班过后，再逐步拓宽招收学生条件。

(5) 临床实践：时间为两个月。学生在综合ICU和专科ICU各轮转一个月，完成实习计划，学生与实习基地老师实行背对背评价。实习得分计入最后总分中。而学生对实习基地的反馈意见由委员会反馈给实习基地。

(6) 考试考核：ICU专科护士的资格考试包括四部分内容：理论考试成绩、操作考试成绩、临床实习评分、综述文章成绩。凡不及格者在下一期培训后进行单项不及格成绩补考。考核合格由北京护理学会、北京市ICU护士资格认证委员会授予《北京市ICU专科护士资格证书》。

(7) 后期质量保障：实行两年一注册制度，由北京护理学会具体承担该项工作的落实。注册的基本要求是连续从事本专科工作，每年修满本专科继续教育学分5分。北京护理学会危重症学术专业委员会为学生提供继续教育的机会。

三、结果

自2003年12月~2005年10月，北京地区共培训ICU护士184人，首期79名学员75名考核合格，二期105名学员91名考核合格，另有首期学员2人参加二次补考合格使北京地区获得ICU专科护士资格证书的护士总数达到168人，后期质量追踪工作正在进行中。

四、讨论

综观全球对高级护理专业人才的培养，近年来发展十分迅速，专业人才在多个方面所做出的贡献显而易见。我国的护理人力资源情况与国外很多国家有一定差距，基本护理教育与继续护理教育的规范化还有待探讨。1985年后本科护理教育的出现使护理人力资源的构成有所改变，但护理队伍的主体仍然是中等专业毕业的护理人员。目前，我国研究生教育也不是专科领域的教育。如何在我国的护理现状中探寻高级护理人才的培养和发展途径的确是一个值得深思的问题。

文献分析[1]，中国高级护理人力资源的研究方向首先是专科护士的发展[2]，这是培养更高级专业人才的基本起点。研究目标应定位在高级护理人力资源的开发与配置上，研究路线应以基金资助和课题招标形式进行全国性多学科协作，研究方法应借鉴国外模式，围绕教育、培训、考核、认证、聘用等核心问题开展一体化研究。这种观点与我们正在做的专科人才的培养实践基本吻合，但全国范围内的多学科协作有一定困难。由于我国城市与乡镇情况的多重复杂性，统一培养全国ICU人才的设想和难度较大，为此，多种形式的人才培养战略与实施方案，只要基于科学严谨的工作态度和建立在严格的管理控制体系下，各个城市或联合省市培养高级护理人才可以有自己的操作方式和特点。

为此，以区域为中心，进行专科护士属地管理与资格认证是培养我国专科护理人才可以探究的途径之一。

北京市ICU专科护士的培训工作由于建立在科学、严谨、求实的基础上，而使整个工作井然有序，每一步骤均有调查表进行跟踪调查，同期获得一些很有价值的资料，各种反馈及效果评价获得一致好评。但由于专科护士的资格认定工作毕竟只有三年的尝试，很多工作还处于逐步完善和持续质量改进的阶段，尤其是专科护士的使用、待遇、与卫生行政管理部门的协调与配合、检查督促机制的建立还处于研究的起步阶段，还有许多问题需要与国内外同行探讨。该项工作的管理实践证明，专科护士的培养是我国培养高素质护理人员的第一步，在此基础上，培养临床护理专家、与国际护理界进行更为平等、广泛的交流将是专业发展的主要方向。

第一篇 北京市ICU专科护士资格认证的相关文件

第一章 北京市卫生局ICU专科护士资格认证相关文件

第一节 关于同意北京护理学会对我市ICU专科护士进行监管的批复

北京护理学会：

你会《关于北京市ICU专科护士执业标准和管理相关问题的请示》收悉。

对你会接受委托，并配合我局在ICU专科护士执业标准设定、培训基地标准、培训课程设置、资格认证和行业监督等所做的前期准备表示感谢。鉴于我局已将《北京市ICU专科护士执业标准（试行)》印发给各区县卫生局和各有关医院，特请你会抓紧制定分步实施计划，尽早实施首批认证工作。

特此批复

北京市卫生局

二〇〇二年九月九日

第二节　关于印发《北京市ICU专科护士执业标准（试行）》的通知

各区县卫生局、各有关医院：

为提高我市医院重症监护病房专科护士的整体水平，努力降低医疗风险，确保病人在医院救治中的医疗安全，我局制定了《北京市ICU专科护士执业标准（试行）》，现印发给你们。并委托北京护理学会具体操作，分步实施。

北京市卫生局

二〇〇二年九月十日

北京市ICU专科护士执业标准（试行）

危重病医疗科是收治急危重症及脏器功能不全病人的特殊专科，它以其先进的临床专业技术和综合性治疗手段，应用现代化的监护设备对患者实施加强治疗和护理，协助病人恢复生命质量。因此，它成为急危重症病人救治和监护技术应用的重要场所，是体现医院整体医疗技术水平的重要窗口，是医学领域中最具活力和创造性的科室。

正是由于ICU收治的病人常以多脏器功能障碍为主，病情复杂多变，因此对开展ICU专科的医院从硬件设施到从业人员专业素质的要求都十分严格。为此，特拟定本标准，对专科护士实行资格管理，以确保病人在ICU期间的医疗护理质量和安全。

一、设立ICU专科护士资格认证的目的和意义

作为一门新兴的跨学科、跨专业的护理专业，ICU是通过对急危重症患者的生理功能监测和生命支持；对病情发展变化的迅速准确的观察、判断和处置；协助病人实施健康康复计划，最大限度地提高病人的生存质量和抢救成功率。因此，ICU专科护士的岗位风险性大，技术知识含量高，对人员素质要求也更加严格，为最大限度地减低医疗风险，保证病人医疗护理安全，克服医院用人的随意性，我市参照ICU专科护士执业资格准入条件，制定本标准。

二、申请ICU专科护士资格的条件

（一）须具有卫生行政和教育部门认定的医学院校护理专业专科以上（含专科）毕业文凭。

（二）必须通过全国护士执业资格准入条件取得护士执业证书。

（三）取得护士执业资格后，有临床多个科室2年以上的轮转经历（在急诊、麻醉、外科工作者优先）。

具体以上条件，方有资格申请接受ICU专科护士培训。

三、ICU专科护士执业的基本标准

（一）热爱ICU专科护理工作，具有高度的工作责任心。

（二）具有专业研究能力和基础监护及系统监护知识、理论考试合格。

（三）经专家组评定，在病人多脏器功能动态监测、临床病情的观察分析能力以及监测参数掌握上，达到专业要求。并对监测仪器异常情况具有一定的排障能力。

（四）熟练掌握ICU常规设备仪器的操作技术。

（五）较熟练地掌握心肺复苏基本技术及复苏后生命支持技术。

（六）能系统掌握整体护理程序，实施护理援助计划。

（七）身体健康，能适应高强度紧张的工作。

四、ICU专科护士的执业要求

（一）具有护士执业资格的护士，经3～6个月专科培训，各项考试成绩合格，综合素质达标，即可申请ICU专科护士资格。

（二）北京市卫生局委托北京护理学会对达到ICU专科护士资格的护士进行监督管理，并负责《北京市ICU专科护士资格证书》的颁发和效验工作（《北京市ICU专科护士资格证书》由北京市卫生局监制）。

（三）凡取得《北京市ICU专科护士资格证书》者，应自觉接受行业学会的督查和社会监督。如有违规行为，行业学会有权收回其资格证书，并有权对其不良的行医行为向社会公开。

（四）各医院对持有《北京市ICU专科护士资格证书》并在ICU高风险、高技术要求的岗位上工作的护士在待遇上应有所提高。

（五）凡持有《北京市ICU专科护士资格证书》的护士，必须接受行业协会规定的继续护理教育，不断提高专业工作能力和业务水平。

五、本标准自下达之日起执行。ICU专科护士的具体培训和资格准入办法北京市卫生局将委托北京护理学会分步实施。

北京市卫生局

2002年8月30日

第三节　关于组建北京市ICU专科护士资格认证委员会并全面启动ICU专科护士资格认证工作的函

各区县卫生局、各有关医院：

按照2002年北京市医政工作会下发的《北京市ICU专科护士执业标准（试行）》文件的要求，依据卫医字［2002］94号“关于同意北京护理学会对我市ICU专科护士进行监管的批复”精神。经过北京护理学会充分酝酿与准备，现已组建了“北京市ICU专科护士资格认证委员会，”由其负责对北京市ICU专科护士资格进行认证。现将“北京市ICU专科护士资格认证委员会名单”下发给你们，望在工作上给予大力支持，使我市ICU专科护士资格的认证工作尽快走上正轨。

特此函达

附件：《北京市ICU专科护士资格认证委员会名单》（略）

北京市卫生局医政处

2003年3月11日

第二章　北京护理学会 ICU 专科护士资格认证相关文件

第一节　北京市 ICU 专科护士资格认证委员会任职资格

为落实北京市卫生局关于北京地区 ICU 专科护士资格认证的工作任务，推动该项工作的实施，北京市卫生局联合北京护理学会成立《北京地区 ICU 专科护士资格认证委员会》负责在京 ICU 专科护士的资格认证工作。

委员资格如下：

1. 具有大学本科及以上学历或护理专业中、高级职称；
2. 具有 7 年以上 ICU 工作和管理经历；
3. 具有较强的专业理论水平与丰富的临床实践经验，并有 3 年以上临床带教经历或在医学院校担任授课教师；
4. 具有 ICU 专业技术指导能力和评判能力；
5. 学风正派，责任心强，能够以公平公正的原则处理各项工作；
6. 具有奉献精神，热心参与此项工作，能够有精力和时间承担该项工作的具体任务。

第二节　北京市 ICU 专科护士资格认证委员会工作章程

1. 北京市 ICU 专科护士资格认证委员会是北京地区承担 ICU 专科护士资格认证的唯一权利机构，隶属北京市卫生局、北京护理学会的双重领导，在专科问题上承担专业责任。
2. 委员会委员由从事 ICU 临床实践 7 年以上，并具有该专科教学及管理经历的专业人员组成，任职年限 2 年。
3. 委员会委员有参加审核 ICU 专科护士资格、临床教学基地认证的权利，并在认证后的质量保证及持续发展方面负有监督责任和提出异议的权利。
4. 委员会委员有保持自身学术水平、积极履行委员职责、承担相应任务的责任。
5. 有参与专科护士继续教育课程设置、讲学及传播先进监护知识的责任与义务。
6. 有保持自律、不徇私情、在任何时候维护委员会名誉的责任。
7. 委员会委员有按时参加委员会会议，遵守并认真执行会议决议并承担相应任务的责任。
8. 委员个人因工作繁忙而不能参加会议达 3 次以上，视为自动放弃自身权利和委员资格。如不能胜任并完成所承担的工作任务，有提出辞呈的权利。

第三节 北京市ICU专科护士资格认证实施办法（试行）

为规范我市ICU护士执业行为，不断适应现代医学发展的需要，防范医疗护理风险。北京护理学会受市卫生局委托启动ICU专科护士资格认证工作，具体实施办法如下。

1．申请资格及审核

（1）凡具有护士执业资格，取得执业证书并获准执业的护士，连续从事临床护理工作满2年者，可向所在医院护理部提出申请，经基本资格审查合格后，报北京护理学会、北京市ICU专科护士资格认证委员会进行资格审核，合格者给予安排培训与考试，并通知所在医院护理部。

（2）接受培训及ICU资格认证考核过程中，必须修满规定的理论与实践课程，并经考试合格后，方可获得由北京护理学会、北京市ICU专科护士资格认证委员会颁发的《北京市ICU专科护士资格证书》。

（3）现已在ICU临床工作的在职护士，经所在医院护理部证明其工作年限，按医院等级及从业年限要求进入培训、考试流程：

三级医院ICU护士从业5年以上，经过本专业必修课培训后在临床见习4周，参加ICU专科护士资格考试；

三级医院ICU护士从业3～5年，需经过1个月的专业理论课程培训，2个月的临床实践课程实习，参加ICU专科护士资格考试；

三级医院ICU护士从业不满3年、二级以下（含二级）医院ICU从业护士视同其他普通科新申请人员，必须参加全部课程设置的理论与实践培训后方可参加ICU专科护士资格考试。

2．申请方式

各医院护理部可根据ICU专科人员培养计划有步骤的培养ICU专科资格护士，凡符合申请资格者，个人提出申请，填写“ICU专科护士培训及资格认证申请表”，经所在医院护理部审核盖章后报送北京护理学会、北京市ICU专科护士专科资格认证委员会核查，给予安排培训与考试，合格者颁发证书。

3．培训课程设置原则

（1）课程设置为3～6个月，其中理论与实践时间比为1:2～3，课程设置在参阅其他国家ICU专科护士资格标准的基础上，结合北京的实际情况初步设计，以后每两年修订一次，使之不断融入学科最新发展的观念和信息，逐步达到国际ICU专科护士资格认证标准。

（2）ICU师资的基本标准为在ICU从事护理工作至少5年以上的护理人员（初期部分课程可由医生承担），直接授课人员具有高级职称或大学本科学历，并具有一定的授课水平。临床带教人员需具有熟练的专业技能与理论水平，有较高的责任心，并实行一对一的带教方式。

4．临床教学基地的认证原则

（1）基地应为三级医院的综合或专科ICU。

(2) 按照ICU设置标准，具有较完善的监护设备和监护项目；所从事的重症监护工作，在北京地区有学科引导作用或基本救治水平得到广泛认可。

(3) 所收治病人符合ICU危重病人标准。

(4) 人员与设备配备基本符合标准ICU设置水平。

(5) 管理严格，有完善的规章制度及各项技术的操作规程。

(6) 具有有经验的护士长和3~5名以上的临床带教师资力量。

(7) 申请临床教学基地范围：SICU CCU RICU PICU EICU NICU 等。

(8) 临床教学基地的确认采取单位自愿申报，北京护理学会、北京市ICU专科护士资格认证委员会进行实地考察与评审，北京市卫生局认定并颁发《北京市ICU专科护士临床教学基地证书》的方式。

(9) 临床教学基地的质量由北京护理学会、北京市ICU专科护士执业资格认证委员会负责监督，并实行每3年复核一次的审查制度，以使之在同行业中保持先进水平。

(10) 基地复审不合格者，北京市卫生局有权收回基地证书，撤消该基地，并在行业内公示。

5. 培训实施步骤

第一阶段：指ICU专科护士执业资格认证项目启动最初阶段，此阶段培训只适用于现正在从事ICU工作的临床护士，为保证ICU专科护士资格认证的标准，前期培训对象仅限于三级医院的ICU护士。

第二阶段：在总结经验、修改前期培训课程的基础上，开始面向需要申请ICU专科护士资格的二级医院ICU从业护士及二、三级医院的普通科护士；逐步展开资格认证工作。

注：此实施办法为试行草案，随着实践工作的开展，其中不适应的部分将逐步调整。本办法的解释权归北京护理学会、北京市ICU专科护士资格认证委员会。

北京护理学会

北京市ICU专科护士资格认证委员会

2003.3.10

附：北京市ICU专科护士培训及资格认证申请表

北京市ICU专科护士培训及资格认证申请表

<table>
<tr><td>姓名</td><td></td><td>性别</td><td></td><td>年龄</td><td></td></tr>
<tr><td>职称</td><td></td><td>身份证号</td><td></td><td>护士注册号</td><td></td></tr>
<tr><td>工作单位</td><td colspan="3"></td><td>科室及职务</td><td></td></tr>
<tr><td>邮政编码</td><td colspan="2"></td><td>联系电话</td><td colspan="2"></td></tr>
<tr><td>护理专业毕业院校</td><td colspan="3"></td><td>毕业时间</td><td></td></tr>
<tr><td>学历</td><td colspan="5">博士□ 硕士□ 学士□ 本科□ 大专□ 中专□</td></tr>
<tr><td>参加工作年限</td><td colspan="2"></td><td>ICU从业年限</td><td colspan="2"></td></tr>
<tr><td>主要工作经历</td><td colspan="5"></td></tr>
<tr><td>主要专业成绩</td><td colspan="5"></td></tr>
<tr><td>聘用单位意见</td><td colspan="5">盖章：
年 月 日</td></tr>
</table>

（本表复制有效） 填表日期： 年 月 日

第二篇　ICU专科护士临床教学基地的评审及资质认定

第一章　ICU专科护士临床教学基地的条件

1. ICU专科护士临床教学基地必须为国家卫生行政部门认定的三级甲等医院的综合ICU或专科ICU，也可以多个专科ICU以医院为单位申报。

2. 临床教学基地应设有管理基地的领导小组，成员包括主管院长、护理部主任、ICU科主任、护士长及临床带教老师。

3. 临床教学基地的领导应支持基地建设并给予便利政策，协助配备教学设备。

4. 临床教学基地设有多媒体等教学设备或教育中心，以保证教师和学生有教与学的场所。

5. 临床教学基地应具有完善的规章制度及各项技术的操作规程。

6. 临床教学基地应有3～5名带教老师，带教老师应具有相关ICU专科护士资格证书、具有大专以上学历，5年以上的ICU工作经历和3年以上带教经验，并有良好的语言表达能力和沟通能力。

7. 临床教学基地的ICU床位>6张，并配备专职医师。

8. 临床教学基地的护士与ICU床位比应尽量达到2～3:1。

9. 临床教学基地的护士教育层次要求为大专以上学历（包括在读大专）>50%。

10. 按照课程设置的要求，ICU专科护士临床教学基地要具备教学中所需80%以上的监护项目和仪器设备，以保障学生在学习期间可以学习并有过实践经历，达到基本掌握的标准。

11. 临床教学基地的病人应符合ICU的收治标准。

12. 临床教学基地应具有完整的临床带教计划并承接过进修人员的培训。

第二章 ICU专科护士临床教学基地的申请程序

第一节 申请程序

1．每年6月份为ICU专科护士临床教学基地的申报月，凡是认为符合申报要求的三级甲等医院，经院内自评、审核后填写统一印制的“北京市ICU专科护士临床实践基地申报表”，经医院批准盖章后上报北京护理学会、北京市ICU专科护士资格认证委员会。

2．报审材料经北京市ICU专科护士资格认证委员会初审合格后，3个月内由ICU专科护士资格认证委员会安排实地考察，通知申报医院项目负责人，集中开会说明评审安排，以便准备迎接评审。

3．ICU专科护士资格认证委员会提前一周通知具体实地评审。

4．关于基地审报材料内容

(1) 基地介绍：专科发展简史及学术地位评估，专科特色，ICU的种类、收治病人条件、主要病种、年或月内病人数量、学科发展情况、监护仪器设备、监护项目种类、专职医护人员数量、人员结构、师资力量及教学能力评估等。

(2) 完成教学计划的可行性。

(3) 保证教学质量的具体措施。

5．评审结果

一般在2月内公布评审结果，合格单位由北京市卫生局对通过考评的单位进行“ICU专科护士临床教学基地”的授权并颁发证书，同期举行挂牌仪式。

ICU专科护士临床教学基地资格初步定为每3年复审一次。

第二节 临床教学基地评审说明

1．实地评审流程

(1) 护士长汇报资料：30分钟。

(2) 分组评审。

(3) 书写评审资料。

(4) 汇总评审资料。

(5) 对评审科室客观总结并反馈。

2．关于汇报资料

汇报资料应包括：

（1）科室建立发展情况，人员结构。

（2）所开展的监护项目及学术、技术水平（含医疗）。

（3）主要病种、病人来源、床位使用率和危重病人病死率。

（4）以往开展临床教学情况。

（5）科室今后的发展计划。

3．医院准备

（1）参加评审人员 7～14 人。请准备白大衣或隔离衣。

（2）提供一个房间以便集体讨论和书写评审记录。

第三章 医院ICU专科护士临床教学基地的申报

申报教学基地的医院目前限于北京市三级医院，采取医院自行申报资料，委员会根据申报资料进行筛选后，再进行现场评审的方法，评审意见当天回馈。评审结果后期公布。

第一节 北京市ICU专科护士临床教学基地申报表

申请医院： 单位盖章：

拟申报基地的 ICU专科名称		所在地（区） 及医院等级	
医院总床位数		拟申报基地ICU床位数	
ICU年收治病人数		ICU专职医生人数	
ICU月收治病人数		ICU专职护士人数	
能够承担带 教任务人数		最多可以接 受实习人数	
护士专业教 育程度结构	硕士： 人； 大专： 人；（在读大专： 人） 本科： 人； 中专： 人；		
护士从事ICU 工作年限	>10年 人；5~8年 人；1~3年 人； 8~10年 人；3~5年 人；<1年 人；		
任职资格	主任护师 人；主管护师 人；护士 人 副主任护师 人；护师 人；		
主要 情况 介绍	（专科发展简史及学术地位评估、专科特色、收治病种，开展的监护项目、教学能力评估等） 科主任签字 护士长签字：		

主管院长签字： 护理部主任签字：

项目负责人： 联系电话：

第二节 北京市ICU专科护士临床教学基地评审调查表

医院名称	
申请科室名称	
人力资源	申请科室学科带头人情况简介：
	ICU主要负责人情况简介（包括：学科学术成就、职称、参加ICU工作时间、主持ICU工作时间等）：
	ICU护理人员总数：
	ICU护理人员与ICU床位比例：
	ICU护理人员梯队简介（包括：ICU工作年限、职称、学历等）：
	ICU具备带教资格人数：
	ICU具备带教资格人员简介（包括：ICU工作年限、职称、学历等）：
科研水平	近3年内，本科室重点科研攻关项目： 项
	近3年内，医疗科研论文（已发表）： 篇
	近3年内，护理科研论文（已发表）： 篇
ICU设置	ICU是否独立设置：
	医院总床位数：
	ICU床位数：
	附属科室床位数（如有附属科室）：
	ICU床位单位使用面积：

续表

仪器（实际数量）	床边监护仪	台
	呼吸机	台
	输液泵、微量泵	台
	简易呼吸器	台
	除颤机	台
	麻醉机	台
	心排血量监测仪	台
	血液过滤装置	台
	呼末二氧化碳浓度监测仪	台
	颅内压测定仪	台
	主动脉球囊反搏器	台
	降温或复温毯	台
	心电图机	台
	胃肠营养泵	台
ICU病人收治情况	前一年年收治病人数量	
	前一年年病床使用率	
	前一年年收治病人病种（疾病顺位）	
	1	
	2	
	3	
	4	
	5	
	6	
	7	
	8	
	9	
	10	

第三节 北京市ICU专科护士临床教学基地护士长调查表

姓名：________ 性别：男□ 女□ 年龄：________岁 参加工作时间：________年 从事ICU时间：____________年

任ICU护士长时间：____________年 职称：护士□护师□主管护师□副主任护师□主任护师□

最高学历：大专____________年 毕业于____________学校 本科____________年 毕业于____________学校

最高学位：________年 毕业于____________学校

曾进修/留学的医院、时间和内容：____

____

曾参加何种培训：

CPR培训： 有□ 无□ 培训时间____________ 培训班名称____________________

危重症培训：有□ 无□ 培训时间____________ 培训班名称____________________

其他培训：________________________________

外语水平：____很好____好____一般____差____

发表论文：________篇

论文论著名称________________刊物名称________________发表/出版时间________________

论文论著名称________________刊物名称________________发表/出版时间________________

论文论著名称________________刊物名称________________发表/出版时间________________

何时何地受过何种奖励：

____

____

参加何种学术团体任何职务：

____

完成教学情况（承担课程名称及单位/项目）：

____

____

第四节　北京市 ICU 专科护士临床教学基地带教老师调查表

姓名：__________　性别：男□　女□　年龄：__________岁　参加工作时间：__________年　从事 ICU 时间：__________年

承担教学工作时间：______________　职称：职称：护士□护师□主管护师□副主任护师□主任护师□

所属医院名称：____________________所属专科 ICU 名称：____________________

学历：中专__________年　毕业于______________学校　大专__________年　毕业于__________________学校

本科__________年　毕业于_______________________学校

曾进修的医院、时间和内容：

____

曾参加何种培训：

CPR 培训：　有□　无□　培训时间__________　培训班名称____________________

危重症培训：有□　无□　培训时间__________　培训班名称____________________

何时何地受过何种奖励：

____

完成教学情况（承担课程名称及单位/项目）：

____

____

平均每年接收进修护士/学习学生的数量：

进修护士__________实习学生__________

小讲课评估：

讲题题目：______________　讲课方式：幻灯□　投影□　口述□　讲课内容：优□　良□　中□　差□

表达能力：优□　良□　中□　差□　应对能力：优□　良□　中□　差□　形体举止：优□　良□　中□　差□

CPR 操作考核：______________________________

专科考核项目：______________________________

第四章 ICU临床教学基地的评审

ICU 临床教学基地的评审分三大部分包括专科设置与管理 30 分、临床教学 40 分，临床护理实践 30 分三部分内容。总分为 100 分，合格基地应达到评审标准 80% 的分值要求。

北京地区首期申请评审的医院共 25 所，经从评审资料筛选，确认 14 所获得首期实地评审资格，最后 12 所医院的 16 个 ICU 成为北京地区首期合格教学基地。

第一节 专科设置与管理

一、北京市 ICU 专科护士临床教学基地评审表

医院及科室名称： 主题：专科设置与管理 评审员： 日期□□□□年□□月□□日

专科设置与管理（3 分）：评估基本建设硬件是否符合正规 ICU 设置标准							
评审要点	评审主要内容	考核与评价方法	具备	合格	不合格	其他	备注
				0.25	0		
1. 评价建筑、环境是否符合设置要求	医院对设置 ICU 的适宜性与方案，应具有确保危重病人救治安全的必要建设与环境	1. ICU 科室独立设置					一项不合格扣 0.25 分
		2. ICU 床位数（应占全院床位数的 1% ~3%）附属科室床位数（应占科室床位数的 10%）					
		3. 护士站设置合理（直视或通过屏幕观察到所有病人）					
		4. 中心供氧气					
		5. 中心供负压吸引气					
		6. 中心供压缩空气					
		7. 物流方式合理（从入口到出口遵循从净到污的原则）					
		8. 中心空气过滤设备（空气净化设备、层流）					
		9. 单间设置					
		10. 床使用面积（$>15cm^2$）					
		11. 每房间有洗手池（有干手装置）					
		12. 病房清洁整齐、安静、安全、照明装置合理					

二、北京市ICU专科护士临床实习基地评审表

医院及科室名称：　　　　主题：专科设置与管理　　评审员：　　　　日期□□□□年□□月□□日

专科设置与管理（3分）：评估基本建设硬件是否符合正规ICU设置标准							
评审要点	评审主要内容	考核与评价方法	实际数量	合格 3	不合格 0	其他	备注
2. 仪器设备	对标准ICU的投入是否能够满足病人需要。（参考床位数量和病床使用率） *必备设备	1. 床边监护仪*（每张床1台）					1. 符合该专科设置要求的80%为合格 2. *必备设备必须具备
		2. 呼吸机*					
		3. 输液泵、微量泵*					
		4. 简易呼吸机*					
		5. 除颤机*					
		6. 中心监护仪					
		7. 麻醉机					
		8. 心排血量测定仪					
		9. 呼气末二氧化碳浓度监测仪					
		10. 颅内压测定仪					
		11. 主动脉球囊反搏器					
		12. 降温或复温毯					
		13. 心电图机					
		14. 起搏器					
		15. 胃肠营养泵					

三、北京市 ICU 专科护士临床实习基地评审表

医院及科室名称：　　　　主题：专科设置与管理　　评审员：　　　　日期□□□□年□□月□□日

专科设置与管理（3 分）：评估基本建设硬件是否符合正规 ICU 设置标准

评审要点	评审主要内容	考核与评价方法	具备	合格 0.2	不合格 0	其他	备注
3. 各种规章制度、各项技术的操作规程	ICU 需要建立和健全一系列规章制度和各项技术的操作规程，并能够落实，以保证 ICU 的工作质量和提高工作效率	1. 病人的入室与出室程序					一项不具备扣 0.2 分
		2. 患者病情变化时的抢救工作流程					
		3. 医嘱的执行制度及各种查对制度					
		4. 感染控制管理制度					
		5. 仪器设备管理制度					
		6. 护理安全制度					
		7. 探视制度					
		8. 护理人员学习、进修、查房制度					
		9. 护理缺陷管理制度					
		10. 交接班制度					
		11. 机械通气监护的常规					
		12. 气管插管病人的护理					
		13. 休克病人监护常规					
		14. 昏迷病人监护常规					
		15. 专科护理常规					

四、北京市ICU专科护士临床学习基地评审表

医院及科室名称：　　主题：专科设置与管理　　评审员：　　日期□□□□年□□月□□日

专科设置与管理（7分）：评估基本建设硬件是否符合正规ICU设置标准							
评审要点	评审主要内容	考核与评价方法	具备	合格	不合格	其他	备注
				1	0		
4. 评价ICU病人收治标准	收治病人的病种	1. 有病人转入转出的标准					1. 综合ICU的病种应具备80%所培训的课程内容。涉及多脏器功能监护为合格（2分），病房使用率>60%为合格（2分），其他项目为1分 2. 专科ICU根据专科病种特点收治
		2. 具有ICU病人病情严重程度的评估					
		3. 年收治病人数量					
		4. 病床使用率（>60%）					
		5. 收治病人的病种（疾病顺位）					
		(1)					
		(2)					
		(3)					
		(4)					
		(5)					
		(6)					
		(7)					
		(8)					
		(9)					
		(10)					

五、北京市 ICU 专科护士临床实习基地评审表

医院及科室名称：　　主题：专科设置与管理　　评审员：　　日期 □□□□年□□月□□日

专科设置与管理（5 分）：评估基本建设硬件是否符合正规 ICU 设置标准							
评审要点	评审主要内容	考核与评价方法	执行情况	合格	不合格	其他	备注
				0.5	0		
5. 评价 ICU 感染的管理	ICU 感染管理的小组、规章制度、定期监测、落实、记录的情况	1. 有医院感染管理委员会					一项不合格扣 0.5 分
		2. ICU 有感染监控医生、监控护士					
		3. 规章制度健全					
		4. 正确使用消毒剂（浓度、时间）					
		5. 专人负责定期进行细菌学监测					
		6. 一次性物品的处理					
		7. 呼吸机管道的处理					
		8. 具有 ICU 感染发病情况监测报表					
		9. 污染物品的处理					
		10. 出现不明原因的传染病时，采取那些措施进行防护及消毒隔离					

六、北京市 ICU 专科护士临床实习基地评审表

医院及科室名称：　　　　主题：专科设置与管理　　评审员：　　　　日期　□□□□年□□月□□日

专科设置与管理（9分）：评估基本建设硬件是否符合正规 ICU 设置标准

评审要点	评审主要内容	考核与评价方法	具备	合格	不合格	其他	备注
				0.5	0		
6. 评价人力资源配置情况	医疗队伍及学科带头人的基本情况，人员梯队，人员培训（包括：本科室学科带头人的能力及工作情况，人员结构，带教老师资格等）	1. 由副主任医师及以上人员（经过 ICU 专业培训）主持诊疗工作≥5 年					1. 第一项不合格扣1分 2. 其他项不合格扣0.5分
		2. ICU 护士长为主管护师或以上职称					
		3. ICU 护士长为大专以上学历					
		4. ICU 护士长应从事 ICU 护理工作≥8 年					
		5. ICU 护士长应经过 ICU 专业培训					
		6. 担任 ICU 护士长≥5 年					
		7. 具备完善的梯队建设					
		8. 护理人员与 ICU 床位比≥2～3：1					
		9. ICU 护理人员应从事护理工作≥2 年					
		10. ICU 护理人员大专以上学历应占 ICU 全员护理人员的 50%					
		11. ICU 护理人员受过 ICU 培训≥90%					
		12. 具备带教老师 2～3 名					
		13. 带教老师应有相关 ICU 专科护士资格证书或具备大专以上学历					
		14. 带教老师应有 5 年以上的 ICU 工作经验					
		15. 带教老师应具备 3 年以上的带教经验					
		16. 近 3 年内，正式刊物发表医疗科研论文　　篇					
		17. 近 3 年内，正式刊物发表护理科研论文　　篇					

七、北京市ICU专科护士临床教学基地专科设置与管理评审小组意见表

主题：专科设置与管理　　　医院及科室名称：　　　评审员：　　　日期□□□□年□□月□□日

<table>
<tr><td colspan="4">评审项目</td></tr>
<tr><td>评审要点</td><td>总　分</td><td>主要问题</td><td>综合评价</td></tr>
<tr><td>1.</td><td></td><td></td><td></td></tr>
<tr><td>2.</td><td></td><td></td><td></td></tr>
<tr><td>3.</td><td></td><td></td><td></td></tr>
<tr><td>4.</td><td></td><td></td><td></td></tr>
<tr><td></td><td></td><td></td><td></td></tr>
<tr><td>评审小组意见</td><td colspan="3">评审组组长签名：
日期：　　年　　月　　日</td></tr>
</table>

（该表为小组意见综合评价表，由各评审小组在评审后完成）

第二节 临床教学

一、北京市ICU专科护士临床教学基地护士长评审表

（根据护士长调查表的情况评分　总分10分）

被评人姓名：________　ICU类别：________　所在医院________　评审员________　评审日期□□□□年□□月□□日

评审项目	评审方法	得分
从事ICU工作时间	<3年——0.5分　≥3年——1分	
专业技术职称	护士——0分　护师——1分　主管护师以上——2分	
最高学历	中专——0分　大专——0.5分　本科——1分　本科以上——2分	
曾参加何种培训	CPR培训:无——0分,有——0.5分;危重症培训:无——0分,有——0.5分	
发表论文	0篇——0分，1—2篇——1分，≥3篇——2分	
参加何种学术团体任何种职务	总分1分	
完成教学情况	总分1分	

总分________

注：优良≥8分　合格≥6分　不合格<6分

专家小组评审意见

____

____

____

____

评审组组长签名________

二、北京市 ICU 专科护士临床教学基地护士长汇报资料评审表

（总分 5 分）

被评人姓名：______单位及科室名称______评审员______评审日期 □□□□年□□月□□日

必备内容	评审方法	说明
1. 科室建立发展情况	清楚——0.5 分　不清楚——0 分	本项目由 2 人填写，取平均分值 本项目与护士长调查表配合打分，共计 15 分 超时扣分：1～3 分钟　1 分 4～6 分钟　2 分 7～10 分钟　3 分 最多扣分为 3 分
2. 人员结构	合理——0.5 分　基本合理——0.25 分　不合理——0 分	
3. 开展的监护项目	清楚——0.5 分　不清楚——0 发	
4. 技术水平	国际水平——0.5 分　国内水平——0.25 分　一般——0 分	
5. 主要病种	清楚——0.5 分　不清楚——0 分	
6. 病人来源	清楚——0.5 分　不清楚——0 分	
7. 床位使用率	>75%——1 分　>60%——0.5 分　>50%——0 分	
8. 发展计划	3 年计划——0.5 分　1 年计划——0.25 分　无计划——0 分	
9. 教学情况	院外教学——0.5 分　院内教学——0.25 分　无教学任务——0 分	

备注：

综合评价：

总分______

三、北京市 ICU 专科护士临床教学基地教学老师评审表

（根据教学老师调查表评分　总分 10 分）

被评人姓名：＿＿＿＿　ICU 类别：＿＿＿＿　所在医院：＿＿＿＿　评审员＿＿＿＿　评审日期□□□□年□□月□□日

评 审 项 目	评 审 方 法	得　分
从事 ICU 时间	<3 年——0 分　≥3 年——0.5 分	
职称	护士——0 分　护师以上——0.5 分	
最高学历	中专——0 分，大专——0.25 分，本科——0.5 分，本科以上——1.5 分	
曾参加何种培训	CPR 培训：无——0分，有——0.25分；危重症培训：无——0分，有——0.25分	
发表论文	0 篇——0 分，1～2 篇——0.5 分，≥3 篇——1 分	
何时何地受过何种奖励	总分 0.5 分	
完成教学情况	总分 0.5 分	
讲课评分（总分 2 分）	讲课方式：0.3 分；讲课内容：0.5 分，表达能力：0.5 分；应对能力：0.5 分 形体举止：0.2 分	
CPR（总分 3 分）	评分见“CPR”评分表	

总分＿＿＿＿

注：优良≥8 分　合格≥6 分　不合格 <6 分

专家小组评审意见

＿＿＿＿＿＿＿＿＿＿

＿＿＿＿＿＿＿＿＿＿

＿＿＿＿＿＿＿＿＿＿

评审组组长签名＿＿＿＿

四、北京市 ICU 专科护士临床教学基地教学评审表

（总分 10 分）

单位及专科 ICU 名称：　　　　评审员：　　　　评审日期□□□□年□□月□□日

评审项目	评审方法	评审内容	有	无	备　注：
1. 教学设施（1分）	有无开展教学的教室或教学设备设施（医院内或本病室内具备均可）	1. 医院内具有相应的教学场地及设施	0.5	0	所有申请评审科室均要进行本项目评审
		2. 本科室内具有教学场地及设施	0.5	0	
2. 教学计划（1.5分）	具有带教院校学生、进修生或实习生计划	1. 有带教院校学生计划	0.5	0	
		2. 有带教进修计划	0.5	0	
		3. 有带教本科室新护士计划	0.5	0	
3. 教学计划的实施（5分）	抽查正在实施带教计划中的护理人员。（进修生、实习生或2年以下新护士1人）	1. 是否知道带教计划的基本内容	1	0	
		2. 按照目前教学目标进行知识的考察，基本达到计划目标	2	0	
		3. 考核计划中1项应掌握的操作，符合本科室应具备的操作水平	2	0	
4. 与病人沟通能力（1分）	选择沟通障碍病人，对带教老师沟通能力进行考核	带教老师具备2种以上的与危重病人沟通技巧	1	0	
5. 新技术知识培训计划及实施情况（0.5分）	定期开展护理人员的新技术知识培训计划及实施情况	具有定期的本科室人员培训计划并有培训实施记录	0.5	0	
6. 心肺复苏培训实施情况（1分）	查一年内记录	有培训和参加人员记录	1	0	

综合得分　　　　评审组长签名

五、北京市 ICU 专科护士临床教学基地进修护士/实习学生反馈意见表

1. 你最感兴趣的课程/技术是什么？

2. 你认为在 ICU 工作最需要掌握的技术是什么？

3. 你认为本 ICU 的教学水平如何？

4. 本 ICU 的教学内容是否很充实？

5. 你认为本 ICU 的技术力量如何？

6. 你认为在进修过程中，教学系统完整吗？

7. 通过这次进修，你对监护技术的掌握程度如何？

8. 通过这次进修，对增强你的 ICU 技术是否有帮助？

9. 通过这次进修，对增强你的应变能力是否有帮助？

10. 你认为本 ICU 的护士素质如何？

11. 你认为本 ICU 目前最需要提高的是什么？

六、北京市 ICU 专科护士临床教学基地进修/实习生反馈意见评分表

（总分 5 分）

ICU 名称＿＿＿＿＿＿ 所属医院＿＿＿＿＿＿ 评审员＿＿＿＿＿＿ 评审时间□□□□年□□月□□日

评审项目	评审方法	得分
ICU 的教学水平	好——1 分，中——0.5 分，差——0 分	
教学内容	好——0.5 分，中——0.25，差——0 分	
ICU 的技术力量	好——1 分，中——0.5，差——0 分	
教学系统完整	完整——0.5 分，不完整——0.25 分，没有——0 分	
通过这次进修，对增强你的 ICU 技术是否有帮助	帮助很大——1 分，一般——0.5 分，没帮助——0 分	
通过这次进修，对增强你的应变能力是否有帮助	帮助很大——0.5 分，一般——0.25 分，没帮助——0 分	
本 ICU 的护士素质如何评价	好——0.5 分，中——0.25 分，差——0 分	

* 根据学生反馈意见表综合打分

总分＿＿＿＿＿＿

专家小组评审意见

＿＿＿＿＿＿＿＿＿＿＿＿＿＿＿＿＿＿＿＿＿＿＿＿＿＿＿＿＿＿

＿＿＿＿＿＿＿＿＿＿＿＿＿＿＿＿＿＿＿＿＿＿＿＿＿＿＿＿＿＿

＿＿＿＿＿＿＿＿＿＿＿＿＿＿＿＿＿＿＿＿＿＿＿＿＿＿＿＿＿＿

评审组组长签名＿＿＿＿＿＿

七、北京市ICU专科护士临床教学基地临床教学评审小组意见表

主题：临床教学　　医院及科室名称：　　评审员：　　日期：　　年　　月　　日

评审项目			
评 审 要 点	总　　分	主 要 问 题	综 合 评 价
1.			
2.			
3.			
4.			
评审小组意见	评审组组长签名：＿＿＿＿＿＿ 日期：　　年　　月　　日		

（该表为小组意见综合评价表，由各评审小组在评审后完成）

第三节　临床护理实践

ICU临床教学基地临床护理实践评分标准（总分30分）

医院及科室名称：　　　　评审日期□□□□年□□月□□日　　评审人______

评审内容	分值	评审要求	评审方法	结果	备注
一、ICU操作程序/规范	12	ICU是否具有根据其专科特点制定的ICU护理操作程序/规范	参照ICU必备护理操作程序		
二、ICU护理操作	10	ICU护士是否严格执行专科护理操作规范	选择一危重病人（病情为具有机械通气，至少2个脏器功能不全的病人），观察责任护士从开始的2小时内的实际操作情况并考核2项操作。如病人接受的护理操作不在ICU护理操作考核项目范围，则由监察人员从ICU护理操作考核项目中抽取2项对责任护士进行考核。参照ICU护理操作评分		
三、ICU监护记录	8	参照ICU监护记录评分标准	选择2份监护记录，按要求评分。评审结果为2个得分的平均分		

一、按各专科特点制订ICU护理操作程序/规范

1．ICU必备的护理操作程序

（1）危重病人接诊程序。

（2）人工呼吸器设置程序。

（3）中心静脉压的监测程序。

（4）抽取动脉血气的操作及观察。

（5）脉搏血氧饱和度的监测程序。

（6）气管插管拔管程序。

（7）吸痰操作程序。

（8）心电监测的操作程序。

（9）除颤器的临床操作程序。

（10）微量泵的使用及危重病人换泵液的操作程序。

二、ICU护理操作评分

按照本科室已规定的护理流程和全市统一的操作标准进行考核评分。后附：ICU专科护士部分基本操作考试评分标准。

附：ICU专科护士部分基本操作考试评分标准

操作前准备：服装整洁、仪表大方、洗手戴口罩；评估患者病情及生命体征；备物齐全。

操作后：整理床单位，合理安排患者，物品处理方法正确，洗手并记录。

中心静脉压的监测 （35分）

姓名________ 单位________ 科室________ 总得分________

技术操作要点	评　分	实际得分
1. 物品齐全，正确连接测压管道系统	3	
2. 检查输液管路是否通畅，连接是否紧密。	3	
3. 患者平卧位，测压管置于与心房同一水平	6	
4. 正确使用三通，调节零点后测压	6	
5. 测压方法正确，测量CVP值准确	6	
6. 操作过程保持无菌，无气栓	6	
提问	5	

扣分标准

测量CVP值不准确－5分。操作过程污染－5分。未调节零点－5分

提问（5分）

1. CVP的监测的目的是什么？

答：中心静脉压反映全身静脉回心血量，代表心脏前负荷，是指导输液的可靠指标，可以确定心率增快的原因。

2. 中心静脉压测定的正常值是多少？

答：正常值　5～12cmH_2O。过低提示容量不足或机械通气时，过高提示输液过多或右心衰竭

3. 适应证和禁忌证是什么？

答：适应证：测定中心静脉压；快速输液，尤其在纠正休克时；反复采血；血液透析及血液滤过；安装起搏器、心导管检查。

禁忌证：凝血异常或血小板减少症。

心脏电复律操作考核评分标准（35分）

姓名________ 单位________ 科室________ 总得分________

操作要点	评分标准	实际得分
1．操作前检查仪器性能，备好抢救物品	3	
2．了解病情，选择适宜的除颤方式及电功率	6	
3．电极板涂导电糊或包裹盐水纱布	3	
4．电极板放置位置准确，与病人皮肤密切接触	6	
5．放电时操作者身体避开床缘，以免触电	6	
6．操作程序准确熟练，操作方法正确、安全	6	
提问	5	

扣分标准

选择除颤方式及电功率不准确－6分。电极板放置位置不准确－5分。

未提示操作者身体避开床缘－6分。

提问：(5分)

1．心脏电复律术的目的？

答：心脏电复律是治疗心律失常的一种方法，利用除颤器发出高能量短时限脉冲电流通过心肌，使所有心肌纤维瞬间同时除极，因而消除折返激动，抑制异位心律，恢复窦性心律。

2．临床常用胸外心脏电复律有几种？

答：两种：同步与非同步心脏电转复。

3．电复律时电极板涂导电糊、垫盐水纱布的目的？

答：电复律时电极板涂导电糊、垫盐水纱布的目的在于：使电极板与胸部皮肤紧密接触，以减少皮肤阻力，易于导电，防止皮肤被电灼伤。

4．急性电复律首次充电量是多少？最高能量不能超过多少？

答：首次充电量为200J，最高能量不能超过360J。

饮食导管的放置及保留技术（35分）

姓名　　　　单位　　　　科室　　　　总得分

技术操作要点	评分	实际得分
1. 掌握病人的病情，有无凝血功能障碍等并发症。了解意识状态及合作程度，倾听病人的需求，解释导管保留的意义，物品准备齐全	6	
2. 病人体位舒适，安全，操作过程中随时倾听病人的主诉，并随时观察病人的血氧饱和度及心率的变化，防止病人缺氧	6	
3. 操作方法正确，导管深度适宜，能够正确处理操作过程中出现的异常情况	6	
4. 操作后判断导管放置正确，喂食前抽吸胃液并观察有无并发症，喂食量准确、温度适宜、步骤正确	6	
5. 导管保留过程中，护理方法是否正确，食品是否清洁无污染	3	
6. 操作过程中动作应温柔娴熟，禁忌动作生硬，防止黏膜出血	3	
提问	5	

扣分标准

操作方法不正确，深度适宜不对－5分。操作过程中未观察病人病情－6分、判断导管放置的位置方法不正确－5分。

提问：(5分)

1．给予患者鼻饲的目的是什么？

答：是对昏迷、口腔疾患、某些肿瘤、食管狭窄、拒绝进食的患者，以及早产儿、病情危重的患者，将胃管自一侧鼻腔插入胃内，灌入流质饮食、水和药物以保证患者的出入量、热量以及电解质的平衡，防止出现营养不良。

2．食管的三个狭窄区是什么？

答：环状软骨水平处、气管分叉处、食管通过膈肌处。

3．老年人长期导管留置后易出现的并发症是什么？

答：(1) 腹胀、腹泻：由于药物或饮食注入过快，促使肠蠕动过快，营养物浓度高，不耐受乳糖和粪便过多所致。(2) 细菌感染：因老龄使胃酸分泌减少，杀菌力降低，细菌易繁殖，护理人员操作时无菌概念差、管饲液配置时间过长、管饲消毒不彻底，均可引起。(3) 吸入性肺炎：由于管饲移位或管道阻塞或有胃内潴留而引起。(4) 水电解质紊乱：由于老年人肾功能减退，易出现脱水而导致。(5) 管道阻塞：由于食物残渣、药液的沉淀而导致。

4．对于具有气管插管或气管切开患者放置导管时的注意事项是什么？

答：(1) 操作前中后应密切观察患者的呼吸机使用情况（心率、呼吸、血压、血氧饱和度）。(2) 插管前给予吸痰，并给予100%氧气吸入2分钟。(3) 双人配合，一人抽吸气囊并固定插管或气切处，注意观察患者的一般情况，另一人放送导管。(3) 检查导管放置的位置，并立即充好气囊，观察患者的一般情况，有无出现呼吸机使用的异常。

输液泵使用技术　（35分）

姓名　　　　单位　　　　科室　　　　总得分

技术操作要点	评分	实际得分
1. 了解病人的病情，输液目的及药物作用，并给予穿刺部位皮肤的评估	3	
2. 输液泵应固定放置病人床边，且保证稳固和安全	5	
3. 输液泵连接准确无误，输液瓶位置不低于输液泵。注意病人的安全与卧位的舒适	5	
4. 核对医嘱、输液泵上应标明姓名、药名及配置方法。取用无菌物品方法正确。输液泵与输液器连接正确且按医嘱调节速度	5	
5. 输液泵按正确方法调节，使用过程中能够及时准确消除报警	5	
6. 观察输液情况仔细，过程中保持无菌、干燥，同时要监测病人	5	
7. 输液泵使用过程中动作准确、熟练、节力。病人感觉无不适	1	
8. 操作后整理床单位，并在护理记录单上记录	1	
提问	5	

扣分标准

输液泵连接不准确 –5分，操作过程中污染 –5分，

输液泵调节方法不正确 –5分

提问：（5分）

1. 使用输液泵的目的？

答：输液泵是机械推动液体进入血管的一种电子装置，是现代急救不可缺少的，可对危重症患者安全而准确的将液体输入。

2. 输液泵应具备那些基本报警功能？

答：输液管路有气泡、管路堵塞、管路安装不正确、输液量不准、电池容量不足、输液结束出现报警。

3. 在输液进行中怎样给予快速输入？

答：在输液进行中，按BOL键，输入快进计量，0.1～99.9ml，按yes键，执行快速输入功能，按STOP停止，停止快速输入，继续给予原输液速度。

GCS评分标准 （35分）

姓名　　单位　　科室　　总得分

技术操作要点	评分	实际得分
1. 评估患者的病情、意识情况，确定是否处于神清或特殊意识状态	5	
2. 评估病人睁眼反应，做到方法正确，判断准确	5	
3. 评估病人语言反应，做到方法正确，判断准确	5	
4. 评估病人运动反应，做到方法正确，判断准确	5	
5. GCS总分评估准确，能正确判断危险因素	5	
6. 操作后准确记录在监护记录单上	3	
7. 查病人前后均要洗手	2	
提问	5	

扣分标准

判断病人睁眼不正确－5分，判断病人语言不正确－5分，判断病人运动不正确－5分。

Glasgo昏迷评分的问题（5分）

1. 意识水平的判断目的和方法？

答：因为麻醉药的残余作用、手术中脑组织损伤、脑缺血和脑水肿、低氧血症等因素均对神志有影响，神经外科病人术后意识水平的准确判断，对于正确选择治疗有非常重要的意义。

意识决定于脑的觉醒和认识功能，前者由脑干网状结构的功能决定，后者由大脑半球的正常功能保持。目前国内常用的仍然是Glasgow评分

Glasgow昏迷评分

睁眼反应	计分	语言反应	计分	运动反应	计分
自动睁眼	4	回答正确	5	遵嘱活动	6
呼唤睁眼	3	回答错误	4	刺痛定位	5
刺痛睁眼	2	语无伦次	3	躲避刺痛	4
无反应	1	只能发声	2	刺痛肢曲	3
		不能发声	1	刺痛肢伸	2
				不能活动	1

注意：它是从病人的睁眼、语言、运动三项反应情况给予计分

2. Glasgow评分总分为几分？

答：15分。

3. 根据Glasgow评分如何判断病人的昏迷程度？

答：14～12分为轻度昏迷，11～9分为中度昏迷，8～4分为重度昏迷，且预后极差，

3分以下罕有生存。

4. 观察瞳孔的方法？

答：将手电光源照在眉心，迅速移向瞳孔，并迅速移开，然后用同样的方法照射对侧。

5. 评估患者昏迷程度：13~15分 轻度、9~12分 中度、3~8分重度。

病例：患者男性，60岁，2天前晨练时突感头晕，视物不清，走路不稳，回家后家人发现患者语言错乱，吞咽困难，急送医院途中出现呕吐，呼之不应。急诊查体：病人浅昏迷，疼痛刺激可睁眼，瞳孔2mm，光反应（+），四肢无自主活动，刺激有躲避动作，头颅MRI示脑干梗死，收入ICU。

请回答：此患者GCS评分为（ ）分。此患者的危险程度为（ ）度

使用呼吸机患者吸痰技术操作考核评分标准 （35分）

姓名 单位 科室 总得分

技术操作要点	评分	实际得分
1．操作前检查所用仪器的性能，备齐用物并按使用顺序放置	5	
2．吸痰操作方法规范、动作准确、轻柔、快捷	5	
3．吸痰过程中严密监测患者生命体征，若有异常应及时停止	5	
4．吸痰后处理用物的方法正确。洗手、记护理记录	5	
5．操作过程中无菌观念强，无污染	5	
6．操作过程中动作准确、熟练、节力，操作过程中患者无不适	5	
提问	5	

扣分标准

吸痰操作方法不规范－5分，未监测患者生命体征－4分，

操作过程中污染－5分

提问：（5分）

1．气道内吸引的目的？

答：主要是用于危重、年老昏迷及麻醉后等病人因咳嗽无力、咳嗽反射迟钝或会厌功能不全而导致痰液不能咳出或呕吐物误入气管内等，为防止吸入性肺炎、呼吸困难、发绀、甚至窒息，必须及时排除呼吸道分泌物，保持呼吸道通畅。

2．气道内吸引不当可引起那些后果？

答：可带来严重不良后果：①气道黏膜损伤；②加重缺氧；③肺不张；④支气管哮喘患者可诱发支气管痉挛。

3．吸痰时的注意事项有那些？

答：①吸痰前，将呼吸机氧浓度调至100%并持续2分钟；②调节吸引负压为10～16kPa；③吸引前给予气道冲洗，注意打液的方法；④吸引时注意封闭管道而进入气道，吸引时边旋转边吸引，并慢慢抽出，每次时间不超过15秒；⑤吸引后注意给予100%氧持续2分钟。当氧饱和度超过94%再将呼吸机使用原浓度调回。

经动脉采集动脉血标本技术操作评分标准　（35分）

姓名　　　　单位　　　　科室　　　　总得分

技术操作要点	评分	实际得分
1．评估患者病情，明确采血标本的目的，观察局部皮肤及血管状况	4	
2．抽取血液前准备工作方法正确，操作时动作准确、轻柔、快捷，穿刺方法正确、穿刺部位准确	8	
3．操作过程中注意监测患者的生命体征变化	6	
4．处理用物的方法正确，标本应及时送检	2	
5．整理床单位，并记在特护单上	4	
6．操作过程中动作准确、熟练、节力，操作过程中无菌观念强，无污染	6	
提问	5	

扣分标准

穿刺方法不正确、部位不准确 -6分，未监测患者生命体征 -6分，操作过程有污染 -5分。

采集动脉血标本提问（5分）

1．采血标本的目的？

答：监测体内的酸碱平衡、临床上用于机械通气时调整呼吸机参数的可靠指标。

2．血气分析结果的判读

答：pH正常值　7.35～7.45

PaO_2 正常值　75～100mmHg

$PaCO_2$ 正常值　40mmHg

实际 HCO_3^-（AB）正常值22～27mmol/L

剩余碱（BE）正常值范围 -3～+3mmol/L

CO_2Cp 正常值23～31mmol/L

单人CPR操作评分标准 （35分）

姓名 单位 科室 总得分

技术操作要点	评分	实际得分
1．评估患者生命体征方法正确	5	
2．开放气道方法正确	5	
3．口对口呼吸方法正确	6	
4．能够正确连接、使用简易呼吸器	6	
5．心外按压时操作者体位正确，按压方法、频率正确	6	
6．心外按压有效	2	
提问	5	

扣分标准

心外按压无效－2分。连接、使用简易呼吸器方法不正确－6分。

心外按压方法、频率不正确－4分，评估患者生命体征方法不正确或不全－5分

CPR提问 （5分）

1．基础生命支持目的、应采取那些措施？

答：目的：紧急氧合，即为心跳骤停的病人紧急提供通气和全身血流灌注。

措施：保持呼吸道通畅（A）；人工通气（B）；人工循环（C）。

2．高级生命支持（ALS）目的、应采取那些措施？

答：目的：恢复自主循环和稳定病人的心肺系统。

措施：D－药物治疗；E－心脏监护；心律失常的识别及处理，如F－电除颤。

3．保持呼吸道通畅有几种方法？

答：（1）仰头举颏法：头中度后仰－托起下颌－张口；适用于无颈部创伤者。

（2）托颌法：效果肯定，用于疑有头颈部创伤者更为安全。

（3）手法清除口咽部异物。

（4）人工气道：口咽或鼻咽通气道；食管气管导管、喉罩；气管内插管（保证控制气道的最好方法，如果能在早期使用必将提高复苏的质量）。

4．病人心跳呼吸停止时的表现？

答：呼吸停止；意识突然丧失；大动脉搏动摸不到；面色苍白或转为发绀；部分病人可有短暂抽搐，伴头眼偏斜，随即全身肌肉松软。

三、ICU 监护记录评分标准

1. ICU 监护记录评分标准　（总分 8 分）

医院及科室名称：　　　　　　　　　　日期　　　　　　　　　分数

内容及评分要求	评　分
记录内容真实，没有标记护理现象（如未测量却有记录数据，没到该时间却出现该时间的记录）	1
时间记录准确	1
内容重点突出	1
使用医学术语	1
记录内容客观，无主观判断	2
书写规范，保存良好	0.5
出入量计算准确	1
每班均有有执业资格的护士签名	0.5

2. ICU专科护士临床对危重病人病情掌握情况评分表

日期　　　　　被检查人　　　　　所在医院及科室：　　　　　分数

内　容		扣分原因
一般资料5分	姓名　　　性别　　　年龄 床号　　　　主管医生	
诊断5分	目前医疗诊断	
病情15分	简述入ICU病因（3分）	
	现存主要护理问题（7分）	
	手术，介入检查名称及异常化验结果（5分）	
治疗15分	主要用药及目的	
护理20分	主要护理措施	

附：填写此表请勿超过15分钟

四、北京市 ICU 专科护士临床教学基地临床护理实践评审小组意见表

主题：临床护理实践　　医院及科室名称：　　评审员：　　日期：□□□□年□□月□□日

评审项目			
评审要点	总　分	主要问题	综合评价
1.			
2.			
3.			
4.			
评审小组意见	评审组长签名： 日期：　年　月　日		

（该表为小组意见综合评价表，由各评审小组在评审后完成）

附：北京市 ICU 专科护士临床教学基地终审意见表

主题：综合评价表　　　　医院及科室名称：　　　　日期：□□□□年□□月□□日

评审项目			
评审要点	总　分	主要问题	综合评价
1. 专科设置与管理			
2. 临床教学			
3. 临床护理实践			
评审委员会意见	评审委员会正、副主任委员签名＿＿＿＿＿＿ 日期：　　年　　月　　日		

（该表为终审意见表，综合专科设置与管理、临床教学、临床护理实践三个小组评审意见完成）

第五章　北京市ICU专科护士临床教学基地资质认定及质量保证

一、教学基地证书

1．经过申报、考察、评审等程序，合格单位可获得北京市卫生局颁发的ICU专科护士临床教学基地证书，并举行挂牌仪式。

2．ICU专科护士临床教学基地在医疗护理专业水平方面得到卫生行政机构和业务监管部门的认可。

3．获得ICU专科护士临床教学基地资格的医院护士可在本单位进行临床课程的培训。

4．ICU专科护士临床教学基地在培训ICU专科护士时，可收取一定的培训费用，但不以盈利为目的。

5．ICU专科护士临床教学基地3年后复审，以保证教学质量。

二、质量保障

1．人员素质：应制定临床带教老师的考核制度、考核标准、考核方法，定期组织临床带教老师学习新知识和新理论。

2．环境保障：实习设备及管理制度建全。

3．学习评价

(1) 按照ICU专科护士资格认证课程设置计划进行教学。

(2) 为保证考试公平，命题应由北京市ICU专科护士资格认证委员会统一出题，监考。

(3) ICU专科护士资格认证委员会委派专业人员对临床教学基地进行监督检查。

(4) 学习期间听取学员反馈意见，不断改进。

(5) 考核效果评价及学员反馈意见，作为复审ICU专科临床教学基地的参考指标。

第三篇 ICU专科护士培训

第一章 《ICU专科护士培训目标》草案

本目标是指护理人员经过ICU护理专科培训后，在专业理论与临床实践方面所应具备的基本能力，以作为评价该护士是否达到ICU专科护士资格准入标准。（学员应参照该目标进行考试考核准备）

第一节 ICU概论

一、基本知识和基本理论

1．了解

（1）ICU发展简史及发展趋势。

（2）ICU病室设置要求。

（3）ICU护理人力资源配置与管理。

（4）ICU收治病人标准。

（5）ICU基本护理管理制度。

2．熟悉

（1）收治病人程序。

（2）ICU病人基本监护程序。

（3）ICU病人的常见心理问题。

（4）系统监护的基本内容。

3．掌握

（1）ICU基本概念。

（2）专科与综合ICU的区别。

（3）ICU感染控制的基本原则和方法。

（4）ICU护理记录的书写。

二、基本操作技能（具体内容详见各系统监护要求）

1. 熟练掌握主要监护仪器的使用、监护参数分析和相关知识。包括中心监护仪、床边监护仪、呼吸器、除颤器、心电图机、输液泵、微量注射泵。

2. 熟练掌握各种基本技术：包括血流动力学监护技术、呼吸监护技术、人工气道维护技术、中枢神经系统监护技术、肾功能监护技术、CVVH/CAVH技术、CPR技术、PICC技术及其他危重病人主要监护观察技术等。

第二节 各系统监护

一、心血管系统

（一）基础知识和基本理论

1. 了解

(1) 心血管系统的解剖：包括心脏基本结构和体、肺循环。

(2) 冠状动脉及其分支的走向和供血分布。

(3) 心脏正常传导系统的组成。

(4) 心音的产生和分类。

(5) 起搏器编码的内容。

(6) 体外循环的方法。

2. 熟悉

(1) 心功能不全、冠心病、高血压等常见心血管疾病的病因、临床表现、治疗和护理。

(2) 心脏瓣膜病的病因、临床表现、治疗和护理。

(3) 心功能分级的标准。

(4) 急性心梗临床检验的指标和数值。

(5) IABP的工作原理，熟悉IABP的正常波形，并说出异常波形的临床意义。

(6) 心梗时心电图的动态变化。

(7) 起搏器心电图的识别。

(8) 根据尿量、电解质检查，为心脏术后患者计算补钾量，并会选择合适的补钾浓度。

(9) 心绞痛的分类与评估。

(10) 体外循环的并发症。

3. 掌握

(1) 心排出量、心脏指数、射血分数的定义，并会计算。

(2) 影响心脏前后负荷的因素。

(3) 休克的病理过程、分类以及护理。

(4) 常见心律失常的心电图特征并会分析。

(5) 强心甙类的不良反应及临床观察要点。

(6) 心血管系统常用药物的药理作用及护理要点。

(7) PTCA的基本原理和并发症，以及PTCA患者术前、术后的护理。

(8) 心梗溶栓治疗的常用药物、治疗方法以及冠脉再通的指标。

(9) 心梗溶栓治疗患者的护理监测要点。

(10) 与CPR有关的理论知识。

(11) 不同深静脉插管的护理要点及各自的优缺点。

(12) 临时起搏器的护理监测。

(二) 基本操作技能

1. 熟练操作CPR。

2. 熟练操作12导联心电图，并能够对心电图进行简单分析。

3. 能够正确测量有创动脉血压（掌握ALLEN'S试验检查方法）。

4. 熟练掌握血液动力学监测技术（主要SWAN-GANZ导管），正确测量PAWP、CO、CVP等。

5. 熟练操控床旁心电监护仪，说出主要监测指标的正常值。

6. 掌握除颤原理，熟练完成除颤操作（根据心电图合理选择同步或非同步除颤）。

7. 根据医嘱计算药物剂量，熟练使用输液泵或微量泵准确给药。

8. 掌握心包、纵隔引流管的护理方法。

9. 熟练为患者进行PICC操作，并会护理。

二、呼吸系统

(一) 基本理论和基础知识

1. 了解

(1) 呼吸系统的解剖结构。

(2) 肺通气和肺换气的过程。

(3) 影响气体交换的因素。

(4) 氧合血红蛋白解离曲线的意义。

(5) 呼吸的反射调节。

(6) 呼吸音的产生和分类。

(7) 肺功能监测指标的正常值及它们之间的关系。

(8) X线胸片读片。

2. 熟悉

(1) 症状的定义及意义，包括发绀、咳嗽、咯血、咳痰。

(2) 三种呼吸音的辨别，说出各自听诊的最佳位置。

(3) 常见抢救药物的药理作用，包括氨茶碱、喘定、尼可刹米、可拉明。

(4) 茶碱类药物的副作用及临床观察要点。

(5) 呼吸衰竭的病因、分类。

(6) ARDS的病生理过程，以及ARDS的并发症及护理要点。

(7) 气胸的临床分类及不同的处理方法。

(8) $ETCO_2$ 的正常值和临床意义。

3. 掌握

(1) 呼吸系统常见症状的观察内容。

(2) 血气分析的正常值及意义，对血气结果进行分析。

(3) 常见呼吸机报警的原因和处理措施。
(4) 常见呼吸机使用的英文单词及缩写。
(5) 呼吸衰竭的临床表现及护理。
(6) COPD的定义、临床表现。
(7) 人工气道的管理。
(8) 胸部物理治疗的内容和意义。
(9) 分辨常见机械通气模式的适应证。
(10) 无创通气技术的适应证和护理要点。
(11) 肺栓塞的临床表现和溶栓的护理监护要点。

(二) 基本操作技术

1. 熟练操作简易呼吸器、口咽通气道。
2. 能够独立完成呼吸机管路的连接、消毒和仪器的保养。
3. 能够配合医生建立人工气道。
4. 掌握气囊管理技术。
5. 能够正确判断气管插管位置。
6. 掌握拔除气管插管的步骤。
7. 气道湿化。
8. 独立完成动脉血气操作，并能分析血气结果。
9. 掌握正确的无菌吸痰方法。
10. 掌握胸腔闭式引流的原理和意义，并会更换引流瓶。

三、消化系统

(一) 基础知识和基本理论

1. 了解

(1) 消化系统的解剖和主要的生理功能。
(2) 肝及胆道系统的周围解剖结构及血供。
(3) 肝脏正常的生理功能。
(4) 胆汁的产生、储存和排泄。
(5) 患者营养状态的评估。
(6) 黄疸的分类和病因。
(7) 营养物质的代谢过程，主要包括糖、蛋白质、脂肪、维生素。
(8) 急性胰腺炎的诊断标准和手术指征。

2. 熟悉

(1) 监测肝功能常见的化验指标和正常值。
(2) 电解质（钾、钠、氯、钙）的正常值和异常时的临床表现。
(3) 肠内、肠外营养的适应证。
(4) 消化道大出血的临床表现和治疗原则。
(5) 急性胰腺炎的并发症。
(6) 肝移植的适应证和术后并发症。

(7) 肝移植患者的术前准备内容。

3．掌握

(1) 肝移植患者的术后监测及护理内容。

(2) 胃液酸碱度的监测意义和方法。

(3) 消化道大出血患者的治疗原则和护理要点。

(4) 急性胰腺炎患者的护理要点。

(5) 液体复苏的概念和护理要点。

(6) 肠内、肠外营养的护理注意事项。

(二) 基本操作技能

1．能够正确留置鼻胃管或鼻十二指肠管。

2．正确使用营养泵并掌握注意事项。

3．正确配制肠外营养液。

4．掌握腹腔引流管、T管的护理方法。

四、泌尿系统

(一) 基础知识和基本理论

1．了解

(1) 泌尿系统的解剖。

(2) 肾脏的生理功能。

(3) 肾单位的组织结构和生理功能。

(4) 尿液产生的生理过程。

(5) 抗利尿激素、肾素、醛固酮类激素的肾脏调节。

(6) 肾脏对机体液体平衡和电解质平衡的调节。

(7) 肾移植的手术过程。

(8) 尿液相关检查的正常值和意义。

(9) 半透膜的生理功能。

2．熟悉

(1) 临床常用监测肾功能的指标、正常值和意义。

(2) 影响肾小球滤过率的因素。

(3) 急性肾功能衰竭的病生理和临床表现。

(4) 肾移植患者术前、术后的护理。

(5) 肾移植的适应证和并发症。

(6) 血液滤过和腹膜透析的原理、常见的参数设定。

3．掌握

(1) 高钾血症的临床表现和处理方法。

(2) 血液滤过仪常见的报警原因和处理方法。

(3) 血液滤过患者的护理要点。

(4) 肾功能衰竭患者的病因、临床分期和监测原则。

（二）基本操作技能

1．严格无菌操作，熟练留置导尿管。

2．正确留取各种尿标本。

3．正确进行膀胱冲洗。

4．熟练连接血液透析或血液滤过装置，并会对仪器进行消毒和保养。

五、内分泌系统

（一）基础知识和基本理论

1．了解

（1）内分泌系统的组成。

（2）抗利尿激素、前列腺素、甲状腺激素、胰岛素、胰高血糖素的产生、生理作用和相互调节。

（3）三个内分泌轴的组成和调节作用。

（4）维生素D、甲状旁腺、降钙素对血钙的调节。

（5）激素的常见实验室检查指标。

2．熟悉

（1）抗利尿激素功能紊乱的病因、临床表现和处理原则。

（2）糖尿病酮症酸中毒（DKA）的病理生理学基础。

（3）高渗性非酮症性昏迷（HNC）的定义和治疗原则。

3．掌握

（1）糖尿病的临床表现和并发症。

（2）糖尿病酮症酸中毒的临床表现和治疗。

（3）胰岛素抵抗的定义、机制。

（4）高渗性非酮症性昏迷的并发症及护理。

（5）甲亢危象的定义、临床表现、治疗和护理。

（二）基本操作技能

1．准确测量快速血糖。

2．胰岛素泵的使用。

六、神经系统

（一）基础知识和基本理论

1．了解

（1）神经系统的解剖结构。

（2）血脑屏障的构成和生理功能。

（3）神经运动系统的组成。

（4）背侧丘脑的功能。

（5）脑部的血液供应以及脑底动脉环的作用。

（6）脑脊液的循环途径。

（7）颅神经的解剖生理及临床表现。

（8）锥体外系统病变的临床表现。

2．熟悉

(1) 上、下运动神经元瘫痪的定位诊断。

(2) 神经系统语言功能障碍的分类及检查方法。

(3) 脑脊液正常的性状、功能和临床检查的意义。

(4) 脑疝的分期。

(5) 脊髓休克的定义和主要临床表现。

(6) 脑出血的病因、发病机制和临床表现。

(7) 甘露醇的药理作用。

3．掌握

(1) 脑死亡的诊断标准。

(2) 意识状态的评估。

(3) 瞳孔的观察要点和方法。

(4) 肌力的分级方法。

(5) 颅高压的临床表现。

(6) 脑疝的护理措施。

(7) 昏迷患者的监测及护理特点。

(8) 镇静剂的使用和护理监护要点。

(9) 癫痫大发作患者的护理要点。

(10) 低温冬眠疗法的意义和护理注意事项。

(11) 颅内压监测的方法和注意事项。

(二) 基本操作技能

1．脑室、硬膜下、硬膜外引流的护理。

2．正确为患者进行格拉斯哥评分。

3．正确操作冰毯、冰帽。

七、血液和免疫系统

(一) 基础知识和基本理论

1．了解

(1) 血液制品的分类和用途。

(2) 交叉配血的方法和意义。

(3) 变态反应的分类和过程。

(4) 免疫系统的组成和生理功能。

2．熟悉

(1) 不同血液成分的贮存方法和注意事项。

(2) 成分输血的意义。

(3) 影响凝血功能的因素。

(4) 肝素的药理作用。

(5) 弥散性血管内凝血的病生理过程。

(6) 弥散性血管内凝血的实验室检查。

(7) 常用免疫抑制剂的药理作用和不良反应。

3．掌握

(1) 机体的止血和凝血机制。

(2) 输血反应的临床表现、处理原则和方法。

(3) 弥散性血管内凝血的临床表现和诊断要点。

(4) 弥散性血管内凝血的护理措施。

(二) 基本操作技能

1．正确留取各类血标本。

2．正确输血。

3．正确注射抗凝药物。

第二章　ICU专科护士培训师资人员基本要求

一、授课人员的基本要求

1．在ICU或相关专业工作至少5年以上的医护人员，具有较高的ICU理论知识水平和丰富的临床经验。

2．具有高级专业技术职称或大学本科学历。

3．具有一定授课技巧，在医学院校或市级以上继续教育项目中担任过ICU相关课程的授课人员。

4．特殊课程的授课人员可由资格认证委员会和医院协商直接聘用。

二、临床带教老师基本要求

1．在ICU从事护理工作至少5年以上的护理人员。

2．具有中、高级专业技术职称和大学专科及以上学历。

3．具有3年以上临床带教经验。

4．有较高的ICU理论知识水平和丰富的临床护理经验。

5．热爱ICU工作，愿意从事临床带教工作，有较强的责任心，工作认真努力。

6．随着专科护士培训工作的开展，带教老师应是具有ICU专科护士资格证书的护理人员。

三、临床带教师资人员申请备案表

年　　月　　日

姓　　名		年　　龄		性　别		民　　族	
医　　院				科　室		工作年限	
ICU工作年限		带教年限		职　称		职　　务	
学　　历		毕业学校				政治面貌	
单位地址				邮　编		电　　话	
主要工作经历							
授课或临床带教经历							
有关ICU培训经历（一个月以上）							
主要论文或著作							
科室评价							
护理部意见	签字：　　　　　　（公章）						
资格认证委员会意见	签字：　　　　　　（公章）						

第三章 ICU专科护士培训课程设置

第一节 总体目标

通过ICU专科护士培训，护士能够掌握和运用危重症护理的理论和操作技能，根据病人的特点，为各种急危重症病人提供安全、有效的护理，以保证达到ICU护理实践标准。

第二节 培训目标

1. 能叙述ICU常见疾病的病理生理、临床表现及护理原则。

2. 能运用沟通交流技巧，各种监测设备及技术对ICU病人进行护理评估，并能识别异常情况。

3. 能运用护理程序，找出病人存在的健康问题并提供安全有效的护理措施。

4. 能熟练操作ICU常用仪器设备，并能识别异常信号及排除基本故障。

5. 能准确描述病情并书写护理记录。

6. 能为病人和家属提供健康教育。

第三节 ICU专科护士培训理论课程设置

课程名称	课时
第一讲 ICU概论	共18
ICU基本概念、发展简史及重症监护最新进展	1
ICU布局与设置标准	1
ICU的质量管理	1
ICU的安全管理	1
ICU的伦理与法律问题	1
ICU护士的压力应对与心理健康维护	2
护理理论在ICU中的应用	2
批判性思维	2
ICU感染控制及抗生素的应用	2
ICU病人的疼痛控制	1

续表

课程名称	课时
临床教学技巧/科研设计与论文写作	2
ICU监护设备与ICU基础护理	2
第二讲 水电解质平衡	共5
体液概论	1
容量失衡	2
电解质紊乱（钾、钠、钙、磷等）	2
第三讲 循环系统的监护	共44
心血管系统应用生理学	1
心血管系统健康评估	1
心肌电生理/心电图基本原理	2
常见心律失常与处理	4
抗心律失常药物的应用及观察	2
血流动力学监护技术	3
血管活性药物的临床应用及观察、护理	2
心力衰竭及监护	2
休克及监护	3
心肌梗死及监护	2
冠心病介入治疗及监护	2
心脏起搏技术与护理	2
主动脉球囊反搏术及护理	2
体外循环	2
心脏手术后的护理	3
先心病总论及监护要点	3
心脏移植	2
心肺复苏术	6
第四讲 呼吸系统监护	共29
呼吸系统应用生理学	1
呼吸系统健康评估	1
呼吸力学监测	2

续表

课 程 名 称	课时
血气分析	2
氧气与湿化治疗	1
人工气道及护理	3
X线胸片分析	2
机械通气（机械通气并发症、无创通气、机械通气并发症）	4
机械通气病人的护理	2
肺部物理治疗	1
急性呼吸功能衰竭/急性呼吸窘迫综合征（ARDS）及监护	3
急性严重哮喘/慢性阻塞性肺气肿（COPD）及监护	2
肺栓塞及监护	2
其他ICU常见的呼吸问题	1
镇静剂与肌松剂的应用及观察	1
胸腔闭式引流	1
第五讲　肾功能监测	共14
肾脏系统应用生理学	1
肾脏系统健康评估	1
急性肾功能衰竭及监护	2
血液透析技术	2
持续静－静脉血液滤过技术（CVVH）	2
腹膜透析技术（CAPD/CCPD）	1
血浆置换	1
肾移植及术后监护	2
肾创伤及术后监护	2
第六讲　中枢神经系统监护	共12
脑神经系统应用生理学	1
脑神经系统健康评估	2
脑功能基础监测	1
颅内压监测	1
重度颅脑损伤	2
脑部手术的术后护理	2

续表

课 程 名 称	课时
脑死亡	1
脑血管病及监护	2
第七讲　消化系统功能监测	共10
消化系统应用生理学及健康评估	1
胃 pH 测定及其临床意义	1
肝功能监测	1
消化道出血及监护	2
肝衰竭/肝移植及护理	3
急性胰腺炎及监护	2
第八讲　危重病人营养支持	共6
营养概论	1
胃肠营养	1
完全胃肠外营养（TPN）	2
静脉输液技术及进展	2
第九讲　其他监护	共22
凝血机制的监测/DIC	2
全身性炎症反应（SIRS）/脓血症	2
严重创伤及监护	2
烧伤及监护	2
脊柱损伤及监护	2
产科重症及监护（子痫、羊水栓塞）	2
儿科重症	2
腹腔高压，腹腔室隔综合症的诊治及护理	2
ICU 常见内分泌失调及监护	2
呼吸机相关性肺炎的护理	2
危重病人皮肤护理	2
第十讲　ICU 病人的心理支持	共3
危重病人的心理问题——焦虑与 ICU 精神病	1
与危重病人的沟通交流	2

第四节 ICU专科护士培训实践课程设置（临床实习内容）

临床实践时间为2个月，实习基地要保障学生在实习期间内通过直接授课、实际操作、见习等方式学习到以下监护内容，学生持实习手册和实习项目记录，以保障达到实习教学目标。

一、一般工作程序

1．各班职责

2．护理记录的书写

3．交接班内容

4．收治前床单位准备

5．接病人程序

6．病人转出步骤

二、呼吸系统

1．呼吸道管理

(1) 呼吸音听诊。

(2) 给氧及湿化。

(3) 胸部物理治疗。

(4) 超声雾化吸入。

2．呼吸机相关监护技术及护理

(1) 气管插管的准备与配合。

(2) 气管插管的正确位置及识别。

(3) 气管切开术/环甲膜切开术的准备与配合。

(4) 无菌吸痰技术。

(5) 熟悉ICU常用呼吸机。

(6) 呼吸机管道的安装及更换。

(7) 常用呼吸模式的设定及参数的观察、记录。

(8) 熟悉各型呼吸机警报的常见原因及处理。

(9) 维持呼吸机正常工作状态及简单故障的排除。

(10) 呼吸机急症的处理。

(11) 脱机程序。

(12) 拔除气管插管的步骤。

(13) 气管插管病人的护理。

(14) 气管切开病人的护理。

(15) 呼吸机相关并发症（如肺不张、气胸、吸入性肺炎、急性上呼吸道梗阻等）的护理。

3．呼吸系统其他监护技术及设备

（1）血气分析。

（2）脉搏血氧饱和度仪。

（3）呼气末二氧化碳分压（$ETCO_2$）监测。

（4）呼吸功能监测。

（5）简易呼吸器。

（6）PEEP阀。

（7）呼吸机湿化装置。

（8）纤维支气管镜。

（9）胸腔闭式引流的放置及护理。

（10）心包穿刺。

（11）胸腔穿刺。

三、心血管系统

1．ECG监测

（1）心电监护仪的操作。

（2）ECG导联的位置。

（3）12导联心电图的记录。

（4）常见心律失常的分析。

2．血流动力学监测及护理

（1）无创血压监测。

（2）有创动脉血压监测及护理。

（3）CVP监测及护理。

（4）混合静脉血氧饱和度（S_vO_2）的监测及护理。

（5）漂浮导管的监测及护理。

①漂浮导管的建立及维护；

②血流动力学监测项目的正常值；

③肺动脉压监测；

④心排出量测定；

⑤漂浮导管的撤除。

（6）经动脉测压管抽取血标本。

3．临时起搏器的护理

（1）起搏器参数设定的意义。

（2）起搏心律的识别。

（3）起搏器正常工作的维持及异常情况的发现、处理。

（4）起搏导线的安置和保护。

（5）起搏器并发症及护理。

（6）起搏器的撤除。

（7）起搏器病人的护理。

4．主动脉球囊反搏术（IABP）的护理

(1) 反搏机的安装及启动。

(2) 正常反搏波形的观察及异常情况的临床意义。

(3) IABP的监测及护理。

(4) 反搏导管的拔除及拔除后的观察、护理。

四、泌尿系统/内分泌系统

1. 尿液的观察

2. 血钠及血钾紊乱的纠正

3. 腹膜透析

4. 血液透析

5. 持续静脉-静脉血液滤过/持续静脉-静脉血液透析（CVVH/CVVHD）的护理

五、神经系统

1. ICU中对病人意识的评价

(1) 意识状态的判定（Glasgow昏迷评分GCS）。

(2) 昏迷病人的检查和主要诊断程序。

2. 神经系统相关监护技术及护理

(1) 头部位置。

(2) 头部伤口及引流的护理。

(3) 建立颅内压监测。

(4) 颅内压的正常值及异常的判断。

(5) 脑脊液引流的护理。

(6) 留取脑脊液标本。

六、消化系统/营养

1. 胃液的观察

2. 大便的观察；常见大便异常的临床意义

3. 肠鸣音听诊

4. 饮食导管的放置和保留

5. 完全胃肠外营养（TPN）的护理

七、ICU其他常用仪器及设备（小讲课）

1. 输液泵

2. 微量泵

3. 药物的配制

4. 血糖仪

5. APTT仪

6. 除颤器

7. 麻醉机

8. 自控止痛泵

9. 气垫床

10. 控温毯

八、生命抢救技术

1．心肺复苏术

（1）基本生命支持。

（2）高级生命支持。

（3）复苏后处理。

2．突发缺氧病人的护理

3．突发低血压病人的护理

4．致命性心律失常病人的护理

5．突发颅内压增高病人的护理

6．自行拔管病人的护理

九、临床检验结果的解释

1．心电图

2．血气分析

3．X线胸片

4．血液检查

（1）血常规。

（2）血电解质。

（3）血糖。

（4）肾功能。

（5）肝功能。

（6）心肌酶。

（7）出凝血功能。

5．尿常规及尿比重

6．便常规及潜血试验

十、心理护理

1．ICU病人的心理障碍及与病人沟通交流的技巧

2．与家属的沟通

注：综合ICU及各专科ICU收治的各种危重症的护理要点，应参照理论课中的相应内容完成临床见习。具体内容此处不再赘述。

第四章 ICU专科护士临床实习

第一节 ICU专科护士临床实习管理规定

ICU专科护士资格认证培训临床实习管理规定

一、实习学员来源及能力评估

二、实习时间

1. 临床实习4~8周：三级医院ICU工作5年以上的学员实习4周，其它学员实习8周。

2. 实习学生每周工作40小时，按照各ICU工作要求排班，原则上不参与夜班工作。

三、实习地点

北京市ICU专科护士资格认证委员会认证的12家三级甲等医院（北京协和医院、北京安贞医院、医科院阜外医院、北京大学第三医院、北京医院、北京朝阳医院、北京大学人民医院、北京宣武医院、北京友谊医院、北京同仁医院、北京复兴医院、北京天坛医院）的16个ICU

四、实习要求

1. 了解ICU工作环境、工作岗位、工作内容、工作程序、职责范围。

2. 了解ICU收治典型病例的护理要点。

3. 按实习手册要求完成实习内容。

4. 掌握危重病人的吸痰、动脉采集血标本、CVP应用、CPR、电复律、输液泵、饮食导管放置、GSC评分等项操作。

5. 完成综述论文一篇。

6. 实习期间请各基地安排一天学员查阅资料，为撰写综述作准备。

五、考核安排

1. 实习结束进行8项护理操作考试。（见第四篇、第一章二、2，CPR为必考，其他7项抽考一项）。

2. 实习结束上交一篇ICU相关护理综述论文。

3. 各基地老师对学员实习情况进行背对背评分，并由护理部将学员评价表交回北京护理学会。

六、管理要求

（一）实习基地的管理要求

1. 实习期间学员接受北京护理学会、北京市ICU专科护士资格认证委员会和实习医院护理部的领导，三方共同管理学员的实习工作。由各临床教学基地护士长、教学老师具体负责和组织实施实习计划。

2．各教学基地指定专门的带教老师，按临床实习要求结合本单位的实际情况制订具体计划。

3．学员要参加ICU的业务学习和护理查房。

4．护士长每周同学员交换意见；及时解决实习中的问题。

5．带教老师与学生共同完成实习手册，带教老师做出学员评定，由护理部审核后加盖公章上交护理学会。

6．学员进入临床后，将学员实习评价表交给基地护士长，由带教老师于实习结束时进行评价，加盖护理部公章后由护理部直接交回护理学会。

（二）实习学员的管理要求

1．学员要遵守各医院规章制度，有事事先请假，各ICU基地可批准学员一天假，如请假两天以上均上报北京护理学会。因公请假需要由学员所在单位出示公函。因病不能参加实习，必须有病假证明，事后补疾病证明无效。病事假超过2天者需补实习。违反制度者按规定给予相应处理。

2．学员在工作岗位上，做到衣帽整齐，仪表大方，态度和蔼，时刻注意自己的言行举止。

3．讲文明礼貌，尊敬医院领导、带教老师，尊重病人。

4．实习评估分为优、良、合格、不合格，凡实习期间无故缺勤超过1天者不能评“优”。

下列情况之一均不能获得ICU专科护士资格证书：

（1）临床实习期间发生护理纠纷和事故者。

（2）严重违反实习医院的各项规章制度者。

（3）临床实习期间未请假擅自离岗或缺勤3天以上者。

5．学员在实习结束后填写“ICU专科护士临床教学基地教学质量反馈表”交回北京市护理学会。

第二节 ICU专科护士临床实习评价表

学员姓名： 工作单位： 实习医院

项 目	满 分	实得分
1．仪表、行为（5分）		
按规定着装、仪表整洁	2分	
举止端庄、语言文明	3分	
2．遵守院方及实习的规章制度	8分	
3．全勤、无迟到早退	2分	
4．实践表现（30分）		
实习手册完成情况	10分	
勤学好问，抓紧学习机会	5分	
主动认真、无差错	5分	
理论联系实际，动手能力强	5分	
医、护、患沟通能力	5分	

此表由教师按以上项目评分：（45分） 总得分：

教师评语：

教师评价：（优、良、合格、不合格）

注：44~45分评优；40~43评良；35~40评合格；35以下评不合格。

护理部盖章 教师签字

第三节　ICU专科护士临床教学基地教学质量反馈表

学员姓名：　　　　　　　　学员单位：

实习基地1：　　　　　　　得分：　　　　　　实习日期：

实习基地2：　　　　　　　得分：　　　　　　实习日期：

序号	项目 \ 得分情况	分值从0~10，由差~好										
		0	1	2	3	4	5	6	7	8	9	10
01	ICU教学氛围浓郁											
02	带教老师教学意识强											
03	带教老师教学能力强											
04	带教老师专业技术过硬											
05	是否有完善、实用的带教计划											
06	ICU内仪器设施齐备，利于实践											
07	ICU收治病种能满足教学实践要求											
08	培训课程中的理论问题能在ICU内得到应用											
09	培训课程中的技术操作能在ICU内得到实践											
10	您认为此ICU是否符合教学基地的要求											
您认为还有哪些不足需要改进以及您的建议：												

注：1．请进入实习基地的学员根据实习情况认真、客观的填写此表，实习完交回

2．学员按打分项目逐一打分并算出总得分后填在表格上面的基地得分处

第四篇 ICU专科护士资格考核及资格认证标准

第一章 ICU专科护士资格考核

一、考核总成绩：理论考试＋临床操作技能考试＋综述论文成绩＋实习评价

二、考试范围

1．理论考试（总分150分）

（1）考试内容以教材为准。

（2）考试题型为：单选题、多选题、简答题、病例分析题。

（3）考试题各部分所占比例：概论5%；循环系统20%；呼吸系统20%；肾功能15%；中枢神经系统15%；消化系统10%；水电平衡5%；营养5%；其他5%。

2．临床操作考试（总分70分）

（1）中心静脉压的监测。

（2）心脏电复律操作。

（3）饮食导管的放置及保留技术。

（4）输液泵的使用技术。

（5）GCS评分标准。

（6）单人CPR操作。

（7）使用呼吸机患者吸痰技术操作。

（8）经动脉采集动脉血标本技术。

以上八项操作中单人CPR操作为必考，其余项目抽签考一项。考核标准见第二篇、第四章、第三节二。

3．综述考评（总分30分）：每位学员在实习期间撰写一篇综述论文，内容为ICU专业相关护理问题，题目自定。后附综述文章评价标准。

附1：综述文章评价标准

项目	内容	评价等级：好	一般	差
选题	新颖、实用、有意义			
	护理专业范畴			
	遵循“四个相符合”的原则（个人主观条件、客观环境、现实、研究方向）			
题目	文题能够反映所综述的中心内容（动态、成就、水平），字数<20字			
引言	说明立题依据和综述目的			
	介绍有关概念或定义和讨论范围			
	文字叙述简明扼要			
主体部分	内容安排方式符合要求（纵观法、横比法、纵横交叉法等）			
	内容充实，观点明确，紧扣主题			
	层次清楚，重点突出			
结语	概括主体内容（研究意义、结论、分歧、趋势等）			
	明确提出解决方法或探索性建议			
参考文献	书写格式符合“温哥华式”			
	文章篇数>10篇，年限为近5年			
总体评价	文章语言通顺，标点符号运用正确，术语使用规范			
	文章结构符合要求（引言、主体、结语、参考文献），文章字数<5000字			
	学术价值（先进性、科学性）			
	参考价值（实用性、推广性）			

综述类型	动态性综述		成就性综述		争鸣性综述	
文章等级	优		良		合格	

附2：个案文章评价标准

项目	内容	评价等级		
		好	一般	差
选题	病例具有罕见性或复杂性或意外性或特殊性等			
	护理专业范畴			
题目	文题能够反映文章的中心内容（抢救、护理、不良反应、意外等），字数<20字			
引言	说明病例值得报告的目的、意义			
	介绍有关概念或定义			
	文字叙述简明扼要			
病例	病情描述准确，各种数据资料完整			
	文字精练，术语使用规范			
护理	护理理念具有前瞻性			
	护理措施具有创新和独特性			
	护理过程复杂、难度大，特色突出			
讨论与结论	提出罕见性或复杂性或意外性或特殊性的论据充分			
	病例分析准确，解释全面			
	护理依据说明充分，重点突出			
	结论简明扼要，并给人以启示			
参考文献	书写格式符合“温哥华式”			
	文章篇数不限			
总体评价	文章语言通顺，标点符号运用正确，术语使用规范。			
	文章结构符合要求（引言、病例、护理、讨论、结语、参考文献），文章字数500~1500字			
	学术价值（先进性、科学性）			
	参考价值（实用性、推广性）			

个案类型	特殊病例		复杂病例		意外病例	
	抢救病例		特殊治疗		其他	
文章等级	优		良		合格	

第二章 ICU专科护士考核综合评分标准及资格证书的授予

理论考试满分150分，临床操作技能考核二项（每项35分）满分70分，综述文章考核满分30分，总成绩250分，凡经过理论、临床操作技能考试，且交纳综述论文，再完成规定时间实习并合格的接受培训护士，考核总分达到150分为合格。其中理论考试及临床操作技能考核单项不合格者必须补考。凡考核合格的护士将授予由北京护理学会、北京市ICU专科护士资格认证委员会联合颁发的《北京市ICU专科护士资格证书》。

第三章　ICU专科护士资格认证后持续质量保障

1. 获得由北京护理学会、北京市ICU专科护士资格认证委员会颁发的《北京市ICU专科护士资格证书》后，执行两年一注册制度。

2. 凡持续在ICU工作或两年内至少每年有200个工作日在ICU工作，并修满由北京护理学会重症监护委员会举办的继续教育课程5个学分，经所在医院护理部证实核章后准予继续注册。

3. 该资格证书与卫生部颁发的护士执业证书并行使用方可生效。

第四章　ICU 专科护士资格认证后档案管理

1．ICU 专科护士资格认证材料实行统一管理，包括：一般资料、申请表、实习成绩、理论成绩和其他认证资料等。

2．采用编码处理，统一存放管理。并由北京护理学会和北京市 ICU 专科护士资格认证委员会监管。

3．按编码顺序输入计算机，建立数据库，建立北京市 ICU 护理人才库。

4．资料共享，为人才流动提供信息。

5．资料可加入护士注册库或与护士继续教育等项目联网管理。

6．各个医院材料组成单独人才库，下发各医院，由护理部保管。

7．每年 12 月份向总库核对补充修改材料。

第五篇 ICU护理实践标准（试行）

第一章 前 言

随着社会群体健康观念的转变和临床护理实践的深入，对ICU护士的临床实践和培训内容进行规范并使之达到一定的质量标准是十分必要的。ICU护理实践标准的制定是以ISO9000质量认证体系关于制定形成文件的程序（文件控制、质量记录的控制、内部审核、不合格控制、纠正措施、预防措施等六项）以质量方针－质量标准－质量目标来做为基本框架，重点在于护理行政管理、临床护理过程、护患沟通及信息反馈几方面。ICU护理实践标准不仅在对危重患者的护理中发挥作用，而且对如何监控和提高护理服务质量将起到指导作用。

ICU护理实践标准阐明了对急危重症患者的管理和护理支持。ICU护理实践标准可以向社会说明ICU护士是一个具有专门技术、能够进行自我约束并能够为危重病患者提供高质量健康服务的群体。ICU护理实践标准规定了ICU护士在其职业范围内须达到的护理质量。ICU护理实践标准是建立ICU专业培训、ICU专业考核、ICU质量控制、ICU服务监督的理论基础。

第二章 ICU定义

ICU是一个经特别设计的、拥有先进技术装备配备，经专业训练的医护人员为危重病人提供医疗护理的场所。

第三章 ICU监护理念

随着生物医学技术、诊断方法和临床治疗的进步，ICU已成为急危重症患者接受治疗和护理的场所。ICU护士工作于危重病学科和先进医疗技术的前沿，是维系科学技术、医疗实践和护理技术的纽带。

ICU护理运用了整体护理的观念，依照生物－心理－社会－精神模式，强调把临床护理重点放在对人及人对疾病的反应上，使患者得到全方位的护理，而不仅仅是强调疾病的过程，从而维护患者的尊严。

第四章 ICU护理目标

通过提供个性化的护理，帮助ICU中的危重患者及其家属达到最佳的适应状态，以便使危重患者尽快适应机体的功能障碍，减轻其在ICU期间所承受的心理压力；当患者的病情不可避免的趋向恶化时，护士要减轻其痛苦，并给家属以心理支持。

第五章 ICU护士责任

ICU护士应是一个通过ICU专业资格认证、具备娴熟护理技术的职业护士，她的责任是确保所有的危重病人都能得到一个最佳的护理，并能够与医生以及其他成员共同合作完成危重病护理工作。

第六章 ICU护士标准

一、ICU护士应该具有护士职业资格，健康状况良好，有2年以上其它专科护理经验，经过专门系统培训后取得ICU资格证书的护士。

二、ICU护士应热爱护理专业，有高度的责任感，愿为救助生命而奉献爱心和知识。

三、ICU护士能熟练掌握解剖、生理、病理、心理、护理等理论知识。

四、ICU护士能熟悉掌握基础护理理论和操作技能并灵活应用于护理实践中。

五、ICU护士能熟练掌握CPCR复苏技术，在紧急情况下具备沉着冷静的应变能力。

六、ICU护士能熟练掌握各种管路的管理：人工气道、血管内置管、各种引流管等。

七、ICU护士能熟练掌握各种监测技术：血流动力学、呼吸功能、各种脏器功能的监测等。

八、ICU护士应具备发现问题、迅速分析判断、及时解决问题的能力。

九、ICU护士应具备基本的管理能力：对病室环境、仪器设备、药品、工作程序、预防感染等的管理能力。

十、ICU护士能够熟悉所有重要的设备，会使用全部的设施为病人提供及时的护理。

十一、ICU护士要能够准确、持续、系统的评估患者健康状况。

十二、ICU护士要能够在患者提出需求之前明确护理诊断或发现护理问题。

十三、ICU护士能够根据护理诊断与患者、家属和其他健康护理小组成员合作，制订患者的护理计划。

十四、ICU护士能及时，准确的实施制订的护理计划，及时评价护理结果。

十五、ICU护士应具备一定的沟通能力，能与患者及家属就健康教育问题进行充分的交流，促进和维护患者的健康。

第七章 ICU护理实践标准

第一节 ICU护士的法律责任

ICU护士在护理实践过程中应依据国家法律、法规行使自己的职责。

1. 质量方针

(1) 遵守国家、卫生行政部门相关的法律、法规。

(2) 遵守ICU的规章制度及工作程序。

2. 质量标准

(1) ICU护士享受相关法令、团体组织规则赋予的权利。

(2) ICU护士依据护士注册条令进行注册。

(3) ICU护士根据相关法律、工作规则履行护理义务和护理程序。

(4) ICU护士在执行护理程序前要确保患者知情同意，在保护病人的权利、隐私和利益的前提下进行护理。

(5) ICU护士要保存有效的护理记录以履行法律义务。

3．质量目标

(1) ICU护士享受法律赋予的权利和责任。

(2) 患者的隐私权没有受到侵犯，使患者或家属的权利受到保护。

(3) 患者对其接受的护理和服务满意。

(4) 有具有法律效应的护理记录。

第二节 ICU的人力资源调配

1．质量方针

(1) 制订明确的ICU护士从业标准，保证ICU护士的素质，随时提供重症护理。

(2) 根据临床需求，合理调配人力资源，实行弹性工作制度。

2．质量标准

(1) ICU护士有能力和责任胜任ICU的工作。

(2) ICU护士要服从班次调整，以保证连续24小时的监护护理。

3．质量目标

(1) 有规范的、具有法律作用的危重症护理记录。

(2) 保证一定的护士及患者构成比例以满足临床护理工作量。

第三节 ICU护士的专业标准

1．质量方针

(1) 掌握护理危重病患者的专业知识。

(2) 具有评估、计划、实施和评价为患者所提供护理的知识和技能。

(3) 有相关政策允许ICU护士参加专业继续教育课程。

2．质量标准

(1) 遵循ICU护理实践和职业行为标准。

(2) 能够对危重病患者进行心理护理。

(3) 善于积累总结临床护理经验和成果，具有一定的临床教学科研能力。

(4) 具备与患者及其家属进行良好沟通的技巧。

3．质量目标

(1) ICU护士掌握护理危重患者的经验和技术。

(2) 设立危重患者入科评估表、危重患者护理计划单并逐步落实。

第四节 ICU护士的伦理标准

ICU护士应该为危重患者提供符合伦理标准的护理服务。

1．质量方针

(1) 患者和家属了解其权利和责任。

(2) 有针对ICU伦理的培训课程。

2. 质量标准

(1) ICU护士应遵守中华人民共和国护士管理办法。

(2) ICU护士应尊重患者的隐私权，自觉维护患者的权利和利益。

(3) ICU护士应做好健康教育，并给予患者帮助和支持。

(4) ICU护士应不断纠正错误，改进不足。

3. 质量目标

(1) 使患者和家属感到其权利和尊严受到保护。

(2) 使患者和家属感到知情同意。

(3) 及时处理护理缺陷。

第五节 ICU护士的执业标准

ICU护士能够对其行使的护理专业行为负责。

1. 质量方针

(1) 有在专业主管部门的政策下制定的ICU管理规程和ICU目标，有符合ISO9000质量认证标准的ICU程序手册。

(2) 建立ICU执业护士的考核、聘用机制。

(3) 制订监督评估ICU护理安全的管理制度。

2. 质量标准

(1) ICU护士应对危重患者的护理安全承担责任。

(2) ICU护士有责任对不规范的技术指导和护理措施进行讨论和制止。

(3) ICU护士应遵守卫生主管部门的质量方针，落实ICU的制度。

(4) ICU应定期召开质量分析会，对临床护理质量进行评价。

(5) 在循证护理的基础上可对危重患者进行连续监护，对病情进行评估并得出措施依据。

(6) 根据重症监护工作需要制订自我发展计划。

3. 质量目标

(1) ICU护士要对自己的护理行为负责。

(2) ICU护士要遵循职业道德标准。

第六节 ICU护士的管理标准

ICU护士应为危重症患者提供安全的就医环境。

1. 质量方针

(1) 有政策和制度保证重症患者就医环境的安全和舒适。

(2) 建立监护仪器设备操作、保养制度。

(3) 建立有关ICU护士职业安全、健康保障的规章制度。

(4) 建立ICU护理技术操作指导手册。

(5) 建立对事故、缺陷的监督报告制度。

(6) 专业人员能够指导ICU护士安全使用医疗仪器设备。

2．质量标准

(1) ICU护士能采取有效的措施最大限度的降低环境因素对患者的伤害，如火灾、射线辐射等。

(2) 对可能发生的突发事件进行演练，从而明确自己的职责。

(3) 定期评估各种预防措施的有效性。

(4) 通过ICU的计划和设计，确保病人的安全。

每个监护病床的实际面积应充足考虑到潜在的仪器设备对空间的需求：充足的支持空间、充足的电源插座、充足的安全出口、窗户、钟表和日历、污水处理系统和水池、生命支持系统，包括医用气体、负压吸引设备以及应急的电力资源、紧急呼叫系统、辅助的照明系统等。

(5) 及时发现任何可能将病人、工作人员置于危险中的环境方面的缺陷。

3．质量目标

(1) 可预防事故的发生。

(2) 及时记录并报告危险的事件。

(3) 能够为病人、探访者和医护人员提供一个安全就医及工作环境。

第七节　ICU护士的监护技术标准

ICU护士要掌握基本的仪器设备的操作技术，能够使用现有的设施及时为危重症患者提供多脏器功能监护。

1．质量方针

(1) 建立请领、更换、保养仪器设备和监护物品的制度。

(2) 建立基本监护设备和急救器材、药品管理档案，定期由专人负责检查、保养、补充，保证仪器、药物和其他消耗品处于备用状态。

2．质量标准

(1) ICU护士应对监护设备、药品和消耗品进行有序的管理。

(2) ICU护士应熟悉医院的环境及各项辅诊设施，如配餐营养室和药房等。

3．质量目标

(1) 患者不会因为仪器设备的缺失和使用不当而受到伤害。

(2) 患者不会因为服务设施和供给设施的缺失而受到伤害。

(3) 有书面文件记录所有监护设备已经过常规检测并处于完好备用状态。

第八节　ICU护士的感染控制标准

ICU护士要保护危重症患者免受就医环境不良导致的医院内感染的发生。

1．质量方针

(1) 制定控制医院内感染的制度和政策。
(2) ICU护士应接受免疫接种，提高机体抵抗力，防止医源性感染的发生。
(3) ICU的设施能有效控制医院内感染的发生，ICU护士在工作时有基本的防护设备。
(4) 有专业的感染控制部门定期对ICU的感染控制工作进行检查监督。
(5) 建立对发生医院内感染事例的报告、评估和回顾制度。
2. 质量标准
(1) ICU护士要掌握一定的预防和控制医院内感染的知识。
(2) ICU护士要定期总结和修订感染控制的相关政策和程序。
(3) ICU护士要遵循感染控制的相关政策、工作程序和专业指南进行感染控制工作。
(4) ICU护士要协同感染控制护士进行ICU感染控制工作。
3. 质量目标
(1) 可有效控制医院内感染的传播。
(2) 使ICU的感染率降低或处于较低水平。
(3) 有临床资料证明医院内感染率降低。

第九节 ICU护士的系统评估标准

ICU护士对危重患者的健康状况能够进行准确、持续和系统的评估。
1. 质量方针
(1) ICU护士有实施健康评估的标准。
(2) ICU有记录病人资料的健康评估表格。
(3) ICU护士应具备实施身体检查和心理-社会评估的经验和技巧。
2. 质量标准
(1) 用系统的方法收集资料以保证评估的连续性和完整性。
(2) 收集主观和客观的资料，以确认病人的需要。
(3) 运用有效的沟通技巧以获得心理-社会资料。
(4) 用正确的物理检查方法收集资料。
(5) 从病历中收集相关信息和资料。
(6) 根据病情变化随时收集资料。
3. 质量目标
(1) 用准确、持续和系统的方法评估病人。
(2) 有书面资料证明病人的需要得到满足。
(3) ICU护士应熟知其所护理病人的情况。
(4) 病人的资料应不断更新。

第十节 ICU护士确定护理问题的标准

ICU护士应根据危重患者的临床表现来确定相关的护理问题。

1．质量方针

（1）ICU有确定护理问题的指南。

（2）ICU护士应具备确定护理问题的经验和技巧。

2．质量标准

（1）用收集的资料分析病人存在和潜在的护理问题，协同病人、家属和护理小组其他成员来确定病人的护理问题。

（2）护士具备阐明病人护理问题的能力。

（3）根据病人现存或潜在的护理问题确立最主要的需要。

（4）当病人的情况改变时要客观记录病人的最新护理问题。

3．质量目标

（1）有客观资料证明病人的护理问题得到解决。

（2）能针对患者临床资料不断提出护理问题。

第十一节 ICU护士制定护理计划的标准

依据危重症患者存在的护理问题，ICU护士应协同患者、家属及其他健康治疗人员共同制定护理计划。

1．质量方针

（1）ICU有制定护理计划的专业指南。

（2）ICU护士应具备根据病人的需要制定个性化护理计划的经验和技巧。

（3）有适用于ICU的护理模式。

2．质量标准

（1）制定个体化的护理计划，对每一护理问题制定目标。

（2）必要时协同患者、家属和其他的治疗小组成员来制定适当的护理措施。

（3）与相关的人员交流整个计划。

（4）依据患者的病情变化及时修订护理措施。

（5）提供连续的、不断调整的护理计划。

3．质量目标

（1）病人的护理计划应反映患者的护理问题。

（2）ICU护士应能制定护理计划和实施相应的护理措施。

第十二节 ICU护士执行护理措施的标准

ICU护士执行护理措施以达确定的护理目标。

1．质量方针

（1）建立ICU护理实践的标准。

（2）ICU护士具备实施护理措施的知识和技巧。

（3）护理小组共同制定可实施的护理计划。

(4) 要准备实施护理措施的相关设备。
(5) 护理计划的制定要确保病人护理的连续性。
2. 质量标准
(1) 根据患者的病情变化实施护理措施。
(2) 根据护理实践标准实施护理计划。
(3) 协同患者、家属和其他医务人员共同实施护理计划。
(4) 护理计划实施过程中体现“以人为本”，适应患者的需要。
(5) 鼓励和协助患者参加护理活动，并适时进行健康教育。
(6) 实施护理措施时要能预见并预防并发症及威胁患者生命情况的发生。
(7) 提供个体化的、连续的护理措施以达到确定的目标。
(8) 在护理病历上完整的记录护理措施。
(9) 根据病人的病情变化不断评估和修订护理措施。
3. 质量目标
(1) 依据制定的护理计划实施护理措施，观察患者的反应。
(2) 保留完整的对患者执行护理措施的文字记录。

第十三节 ICU护士进行护理评价的标准

ICU护士要用明确的、系统的方法对护理结果进行连续评价。
1. 质量方针
(1) ICU护士具备评估已实施护理措施的知识和技能。
(2) 护理小组在评估实施的护理措施时应有经验丰富人员的参与。
(3) 具有连续评估病人对护理活动反应的评价标准。
2. 质量标准
(1) 在实施护理措施后定期收集评估资料。
(2) 将患者对护理活动的反应与预期效果相比较。
(3) 分析患者的反应与预期效果之间存在差异的原因。
(4) 根据评价结果重新对患者进行评估并制定新的护理计划。
(5) 准确完整记录评价结果。
3. 质量目标
(1) 记录和评价已实施的护理措施。

第十四节 ICU护士进行健康教育的标准

ICU护士实施健康教育以促进和维护健康
1. 质量方针
(1) 形成危重症护理的健康教育模式。
(2) 创造良好的学习环境。

(3) 建立评估病人/家属需要的设备。

(4) 具备良好的沟通交流能力。

2．质量标准

(1) 根据患者/家属的文化水平完善实施健康教育的具体方法。

(2) 评估病人/家属的学习能力。

(3) 与患者/家属建立良好的医患关系。

(4) 帮助患者建立健康教育的短期和长期的目标。

(5) 有针对性的制定教学计划，对病人/家属实施健康教育。

(6) 为患者和家属提供健康教育信息。

(7) 鼓励和支持患者/家属遵循提供的健康教育知识。

(8) 记录教授和学习的过程。

(9) 评估健康教育的效果并不断完善。

3．质量目标

(1) 患者对促进健康和维护健康的态度是积极的。

(2) 有证实患者/家属已理解掌握健康教育的记录。

第十五节　ICU 护士专业技术发展的标准

ICU 护士应加强自身及其 ICU 专业的发展。

1．质量方针

(1) 提供 ICU 护士专业化发展的机会。

(2) 建立客观的评价系统。

(3) ICU 有专业的杂志和书籍。

(4) 建立促进护理科研和护理实践的制度。

2．质量标准

(1) 定期制度 ICU 专业发展的目标。

(2) 参加继续教育项目，接受 ICU 新理论、新技能的培训。

(3) 通过 ICU 临床教学促进危重病专业的发展。

(4) 参与护理科研并取得有一定的成果。

(5) 参与和推动护理专业组织及学术团体的发展。

3．质量目标

(1) 使患者享受到优质的护理。

(2) 完成护理继续教育项目并接受进一步的训练。

(3) 有进行护理继续教育的记录。